那些

THE GOOD VICES

活了很久的人

FROM BEER TO SEX

都有些

THE SURPRISING TRUTH ABOUT
WHAT'S ACTUALLY GOOD FOR YOU

"坏习惯"

大数据揭示的**长寿秘密**

[美]哈利·奥夫冈　[美]埃里克·奥夫冈　著

翁玮　译

世界图书出版公司

北京·广州·上海·西安

图书在版编目（CIP）数据

那些活了很久的人都有些"坏习惯"：大数据揭示的长寿秘密 /（美）哈利·奥夫冈，（美）埃里克·奥夫冈著；翁玮译. —北京：世界图书出版有限公司北京分公司，2020.9
书名原文：The Good Vices
ISBN 978-7-5192-7617-1

Ⅰ.①那… Ⅱ.①哈…②埃…③翁… Ⅲ.①长寿–保健–普及读物 Ⅳ.①R161.7-49

中国版本图书馆CIP数据核字(2020)第118165号

书　　名	那些活了很久的人都有些"坏习惯"：大数据揭示的长寿秘密 NAXIE HUOLE HENJIU DE REN DOU YOUXIE "HUAIXIGUAN" : DASHUJU JIESHI DE CHANGSHOU MIMI
著　　者	（美）哈利·奥夫冈（Harry Ofgang）（美）埃里克·奥夫冈（Erik Ofgang）
译　　者	翁　玮
责任编辑	王　鑫　刘　虹
特约编辑	张旋旋
封面设计	园　里
出版发行	世界图书出版有限公司北京分公司
地　　址	北京市东城区朝内大街137号
邮　　编	100010
电　　话	010-64038355（发行）64037380（客服）64033507（总编室）
网　　址	http://www.wpcbj.com.cn
邮　　箱	wpcbjst@vip.163.com
销　　售	各地新华书店
印　　刷	天津丰富彩艺印刷有限公司
开　　本	880 mm×1230 mm　1/32
印　　张	7.5
字　　数	150千字
版　　次	2020年9月第1版
印　　次	2020年9月第1次印刷
版权登记	01-2020-2964
国际书号	ISBN 978-7-5192-7617-1
定　　价	45.00元

如有质量或印装问题，请拨打售后服务电话010-82838515

致我的父亲内森（爱称"内西"）和母亲埃塞尔，他们在漫长岁月里与我相伴，即使我现在住在3000英里（约4800千米）外的大西洋，也特意搬来一起住。

致我的祖父母，给予我的父母和我最温暖、有爱的童年，在我们于布鲁克林的布朗斯维尔成长的日子里，每天都跟我一起分享有益身心的"陋习"。

致福克斯叔叔和比莉阿姨，教会了我很多或好或"坏"的"陋习"。

致我的哥哥鲍勃，他送给我人生中的第一部轿车——福特V8水星墨丘利敞篷车、第一副棒球手套和第一只狗——巴迪。

致我的四个孩子，他们中有两个是我在家里亲手接生的，让我得以在第一时间收获生育的喜悦。他们出生的那一刻，我从他们的眼中看到了上帝的馈赠。

致我钟爱一生的朋友们和电视节目。

致我的爱——帕蒂，我喜怒哀乐的源泉。
——哈利·奥夫冈

致科琳娜和家人们，没有了你们，我的生活将了无生趣。
——埃里克·奥夫冈

人们较易于受邪恶的摆布胜于受道德的约束。

——[法]拿破仑

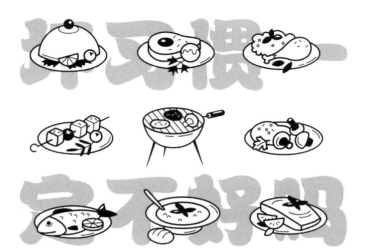

目录

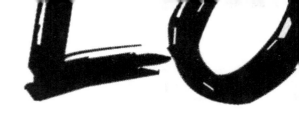

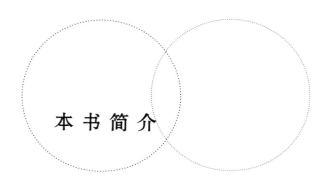

本 书 简 介

医者娱人而人自愈。

——[法]伏尔泰

医生要做的事其实很简单。德国医学先驱、顺势疗法创始人塞缪尔·哈内曼（Samuel Hahnemann）在 200 多年前曾说过："医生最终且唯一的目的是让病人康复，俗称'治好'。"

自然疗法对人体起效的原理，打个比方的话，就像点燃引线。它对增强身体防御机制，或者说唤起人体生命力起一种润物无声的引导作用。人们口中所谓的"健康"，详细地说，实则分为三个层面——

身体健康、情感健康以及心理健康。

但是什么是健康呢？就像笔者多年前在希腊爱琴海美丽的阿洛尼索斯岛上，从老朋友——世界著名作家、教师乔治·维多卡斯（George Vithoulkas）那里学到的：健康即自由。

他认为，判断身体健康的标准是肉体不存在过度疼痛和其他疾病症状。情感健康是一个人可以没有障碍地体会从悲到喜的各种情感，且不会陷入某种消极或积极的情感中不能自拔。比如，人们对分手或亲人过世之类的事会感到悲伤是人之常情，但要是太长时间走不出来，这就是情感不健康的表现。心理健康则是指一个人思想自由、头脑清晰且有着无尽的创造力。

在上述身体、情感和心理都健康的前提下，一个人还必须有足够的精力来享受生活。这最后一个方面，包括了一些但行无妨的生活"陋习"，但是一般看来这些都是和健康生活背道而驰的。

举个例子，假如你去医生那里复诊，要是医生让你停止服药，而且不用这么急着复查，你肯定会觉得很奇怪。要是他还允许你平时可以吃一点巧克力或油腻的食物，甚至同意你喝一些啤酒或者红酒，对咖啡也不必忌口，你多半会觉得他疯了，对吧？实际上也是，大多数专业的医疗从业人员根本不会给出这些看似奇奇怪怪的建议。但其实，刚才例子中医生所做出的医嘱，反而是根据最新的科学研究成果而来的。

现今，我们遵守的大多数医嘱都具有误导性。医生所做出的结论往往根据的是传统教条经验，而不是最新的研究成果。一直以来，外界的舆论导向使我们相信，要想过得健康，就得常去医院、经常吃药、科学饮食，还得服下各种所谓的"灵丹妙药"，按照奥运会运动员的强度做运动，最好还要像克格勃特工那样乐在其中……除此之外，我们还要担心吃的东西好不好，会不会因为一些没做的检查、没吃的药出什么问题。总之，我们对健康产生了焦虑。这些对健康的焦虑有一个特点——它们让我们在经济、情感和身体上付出了很大的代价。

医学的宗旨应该是改善生命的长度和宽度。换句话说，在就医后你要问自己两个问题：我的寿命延长了吗？生活质量得到提高了吗？一般传统医学的做法是向我们宣传如果不吃什么什么药、不进行什么什么治疗、不做什么什么检查的话，就可能会有什么不好的后果，借此来吓唬我们。也许他们还应该提醒我们，将这些通常不必要的、非自然的物质和程序用于人体可能存在的风险。

笔者的良师益友，著名的阿根廷籍医生、教授、作家弗朗西斯科·艾扎亚加（Francisco Eizayaga）常说："真正优秀的医生从不刻意追名逐利，即使金钱会使他成为一名好医生。"目前，美国每年在医疗保健上的支出为 3 万亿美元以上，人均近 1 万美元。另外，约翰·霍普金斯医学院的一项研究显示，美国每年由于医疗事故或医疗不当导致的死亡人数为 25 万人以上，成为仅次于癌症和心脏病的第三大死因。如果该项研究的预估结果无误，那么这意味着在美国每年乖乖看病、遵守医嘱而枉死的病人，可能比死于枪击和车祸的人还多。举个具体的例子帮助大家理解 [1]：大约从 20 世纪 90 年代中期开始，病人如果因身体疼痛去看病，医生可能直接就给他开强效镇痛药了。要知道这种药以前是只给患了绝症的住院病人用的。而且要是病人说镇痛药效果不明显，医生可能直接就会加大剂量。这种做法虽然对制药行业来讲是喜闻乐见的，但会导致阿片类药物的滥用。药物依赖变得习以为常，每年夺走数万美国人的生命。处方止痛药的滥用，也是美国吸食海洛因泛滥的成因之一。据估计，约有 80% 的海洛因吸毒者都有在初始阶段滥用阿片类处方药的经历。

阿片类处方药的滥用可能的确是上述矛盾的焦点，但在目前，用药问题远不止这一例。比方说，在《美国医学会杂志》(*JAMA*) 上发表的一项研究显示，目前有三分之一以上的美国人服用至少一种对抑郁症有副作用的处方药。其中包括 200 多种常用处方药，服用这些药物的病人抑郁症患病率要高于不服用的人。这些药物中有很多有导致自杀倾向的副作用。讽刺的是，它们有的还是抗抑郁药物。[2]

但事实上，制药业作为一个数十亿美元级别的行业巨头，是美国食品药品监督管理局的重点照顾对象。一般来说，人们感觉不舒服就会去看医生，然后医生会找出症结，帮助病人康复。但现在，黄金时段电视上一个接一个的卖药广告，怂恿着我们看病的时候直接请医生开某种特定的药物。这不是说人们不再重视传统医药的效力了，这些传统的医药当然仍是不可或缺的，可以挽救生命。只不过，人们在传统医药之外有了更多的选择，我们更提倡的是用药的客观性和逻辑性。

往好的方面看，现在想要保持健康比想象中的更容易，不必像以前那样瞻前顾后，而且成本更低、过程也更为愉快。本书的第一作者是著名自然疗法医师哈利·奥夫冈（Harry Ofgang）博士，有着近40年的行医经验；第二作者是其子埃里克·奥夫冈（Erik Ofgang），作为一名食品和健康领域的记者，致力于向读者呈现一些现有保健类书籍所未曾涉及的前卫而大胆的内容，打破世代相传的规矩和偏见，用坚定的目光来看待一些"社会罪恶行为"的乐趣。这些行为不仅于健康无碍，还能促进健康。

一般保健类书籍的关注点是"应该杜绝的行为"。本书则侧重于介绍过上健康、快乐的生活所"应该提倡的行为"。被誉为"医学之父"的古希腊医生希波克拉底有这样一句名言："食为良药。"而当代医学则总是让病人身陷过度用药和焦虑的泥沼之中。我们认为，要好的朋友、美满的家庭、丰富的食物、内心的幸福感，以及拥抱大自然才是最好的"药"。我们建议读者在就医时可以问问医生知不知道希波克拉底的誓言："我愿尽余之能力与判断力所及，遵守为病家谋利益之信条，并检束一切堕落及害人行为。"

哈利博士在近 40 年的从医生涯里，一直倡导自然疗法。与他同名的祖父曾在 19 世纪和 20 世纪之交于布鲁克林为邻里街坊看病。虽说许多采用传统对抗疗法的医生认为自然疗法是旁门左道，但如果运用得当，在许多情况下这种疗法可能是更优选项。为什么不在可控制的范围内尽可能地使用安全、温和、自然的医疗方法呢？请把效力猛烈的药物和介入手段留到不得不用的时候吧。

在工作中，哈利博士对经过他手的病人们作了横向比较，研究了他们的共性，特别是那些优雅变老、身体健康的人。他注意到，许多年岁较长、生命力却旺盛的病人在日常生活中有着某些所谓的"陋习"——他们每天都雷打不动地适量喝一些啤酒、葡萄酒、咖啡饮品，吃一些黄油、奶酪、泡菜、发酵蔬菜等美味的食品。此外，他发现，经常享用这些传统意义上不那么健康的食物以及喜欢在菜里加香料，配合上诸如出门散步、亲友的陪伴、笑口常开、爱听音乐等公认对健康有益的行为，通常对病人的整体健康有积极影响。简而言之，将目前世俗公认的对保持健康可取的和不可取的行为结合起来，不仅身体更健康，生活也会更圆满。

近些年来，哈佛大学和耶鲁大学等多所著名大学通过进行的多项主流医学研究表明，以前我们一再被告诫要远离的食物、行为只要适可而止，不仅可能无甚大害，实际上还颇有好处。一些有益的"陋习"包括：饮料类如咖啡等，研究表明咖啡不仅可以降低罹患2型糖尿病的风险，还可以预防阿尔茨海默病；食品类如巧克力和新鲜奶酪等；生活方式类如晚睡、开怀大笑等。此外，还有一些与主流认识背道而驰的做法也赫然在列，如少看医生、少吃药等，很多医生要求的医疗措施也不必做，因为往往不做也不要紧。鉴于上述研究符合自己的观点，哈利博士建议一部分病人继续将各自的生活"陋习"一以贯之。本书的撰写就是基于一些被认为是生活"陋习"的饮食和习惯，实际上有益身心的观点。

哈利博士最初是在意大利学医期间萌生这样的观点的。他对意大利人崇尚的"享乐生活"（la dolce vita），即在亲友簇拥下适度节制地享用美味的食物和精致的饮品的生活理念表示由衷的赞赏。后来他将这种理念带回美国家里，一家人就开始自己酿啤酒、磨面、做意大利面、烤面包、做咖啡，生病只服用天然药物。

在这种环境下长大的埃里克也有着同样的生活追求，于是他成为一名专注于食品和健康生活的记者兼大学教授。此外，他还是一位专业的餐饮品鉴家和健康科学作家。他上一部作品的内容是关于自酿啤酒和其他一些自制饮品的。

起初，对有益身心的一些"陋习"的讨论还处在非正式阶段。这个话题的出现不过是两位作者及其家人对它们的推崇，认为健康生活与快乐生活应该是相辅相成的。后来，两位作者决定正式写一写这些"陋习"，两人本来是想以轻松活泼的短篇文章的形式呈现出来，结果越写越多。有时候，笔者自己都震惊于诸如玩得满身是泥、搞得浑身细菌等很多"陋习"居然有促进健康的功效。

接下来，本书将对许多类似的"陋习"逐一做详细的介绍，并辅以证明其对健康可能有益的相关研究以及笔者自己的观察。你可以逐章翻阅，或直接挑选最感兴趣的来看。在随后的章节中，"适度节制"这个字眼会经常出现。该限制极其重要，这是很多"陋习"有益身心的秘诀。比如，适量饮用啤酒可能对健康有益，但过量饮酒绝对会起反作用。

　　笔者认为，如果本书论述的一些"陋习"你不曾为之，请不必为了健康去特意尝试，这不是本书的宗旨。我们也没必要去理解这些"陋习"对健康有益的原因，因为很有可能是我们从中汲取的快乐对健康有益。

　　在探索有益身心的"陋习"时，我们要仔细甄别广告和营销给出的各种数据和研究，这些东西往往服务于市场和营销，不一定有教育和启迪的作用。

　　医学统计通常是相对意义上的，即在两组之间比较事件发生的概率。这经常和绝对统计相混淆，后者统计的是在一些情况下事件发生的总体概率。如果在医学中仅做相对统计，则会夸大某些治疗的必要性。举个相对统计的实例：女性常规乳腺 X 线钼靶检查通常被认为可使女性死亡风险降低 20％。表面上，这种检查似乎十分有用，但这降低的 20％ 是相对死亡风险而非绝对死亡风险。所以，实际上进行检查与不进行检查带来的死亡风险绝对差要小很多。《柳叶刀》（The Lancet）杂志上一项著名的研究发现，一组接受乳 X 线钼靶检查的 129 750 名妇女，有 511 名在未来的 15 年内死于乳腺癌，死亡率为 0.4％；另一组未接受检查的 117 260 名妇女，在同一段时间内有 584 名死于乳腺癌，死亡率为 0.5％。这当中 0.1％ 的差别，对外则宣传成了 20%。[3] 你当然可以说 0.1% 的差别也是差别，况且是千真万确的。不过这离对外界标榜的 20% 也差得太远了。正如马克·吐温所说："谎言有三种：一般的谎言、弥天大谎和统计数据。"

退一万步说，很多看似有模有样的统计数据可能本身就不准确。纽约贝斯以色列医学中心的研究人员进行的一项重要研究发现，有制药企业赞助的研究，比那些由竞争企业赞助的或没有制药企业赞助的研究更容易得出有利结论。在医药企业赞助的对自家产品的研究中，78% 都有良好效果；由竞争企业赞助的研究中只有 28% 得出了正面结论；没有制药企业赞助的研究中，该比例为 48%。[4]

医疗保健行业中的利益冲突问题极其尖锐，以至于美国国家科学院于 2009 年发布了一份由美国国立卫生研究院赞助的研究报告，报告显示：

■医生收受制药公司礼物的现象无处不在。

■制药和医疗器械公司的销售代表造访医生办公室并提供药品样本的现象很普遍。

■许多学校老师都接收来自制药企业的研究项目资助。它们也为美国大部分生物医学研究提供资金。

■许多学校老师和社区医生为制药公司提供科学服务、营销服务和其他咨询服务；有些则在制药公司的董事会或行业发言人办公室有一席之位。

■正规的继续医学教育项目约有一半的经费由企业提供。

报告的作者针对利益冲突左右医学研究结果的现象，给出了一套详细的建议。比如规范披露声明，使其更为严格，改革医生与制药企业的接触和利益关系，以及其他许多努力。[5]

不过在后来的 10 年中，这方面几乎没有取得任何进展。备受推崇的医学评论媒体，比如科克伦（Cochrane）（https://www.cochrane.org/）曾对普通医疗程序和包括常规乳腺 X 线钼靶检查在内的所谓预防措施的有效性、必要性提出质疑。[6,7]研究表明，能提供磁共振检查的医生会更经常性地要求病人做这项检查，哪怕有的病人可能压根儿不需要。[8]一项具有里程碑意义的研究表明，关节炎病人不论真的做了关节镜手术，还是只做了假手术，术后病情都得到了同样程度的改善。[9]研究还表明，抗生素[10]、抗抑郁药[11,12]、抗焦虑药等常用处方药经常被开错或者开得过多。此外，在发达国家中，只有美国会在新生儿出生后 1 小时内，出于预防的目的给新生儿使用抗生素滴眼液，并将这作为一种常规做法。该方法可以预防新生儿因产妇患有淋病或衣原体感染等性传播疾病而引起的红眼病，但对于在怀孕期间接受过筛查并且没有任何问题的产妇，仍为其新生儿使用该眼药水就很让人不解了。此外，使用的许多抗生素其实对上述两种疾病都不起作用，而且只有由阴道出生的顺产儿在理论上才有可以忽略不计的患病风险，但有时居然也会给剖宫产儿使用眼药水。

说到剖宫产，有人曾指出："美国的剖宫产率在三分之一以上。以州为单位，范围在 23%~40%，约是世界卫生组织建议数值的 3 倍。"[13]

综上所述，病人看病时自己要多留个心眼儿。在万事小心的前提下，还应该对自己所受到的照料的合理性保有怀疑精神，对一些问题自己要多做做功课，因为医疗体系当中存在的一些问题已经不能算小问题了，很多时候甚至可以说问题很大。我们这样说不是为了让读者心烦意乱，也无意让读者对所有的医学研究人员和专业人士失去信心，我们只是希望能鼓励读者对医学持有怀疑态度，不必照单全收。这也是本书的写作目的。

请记住，虽然本书内容是基于笔者数十年的从业经验和最棒的研究成果而写的，但笔者并没打算将这些内容以专业的医嘱自居，也不应该这么做。笔者只希望大家能读得开心，这本书能够为大家拓宽思路、放飞思想起到抛砖引玉的作用。

保健类书籍的内容适用于一般情况，但每个人的身体情况都是独一无二的，适用于个人的保健、饮食和锻炼的方案应该和个人自己的健康顾问咨询后定夺。另外，新的研究一直在进行中，我们对健康或不健康的理解也总是在不断变化。

这本书尽管肯定了一些有益身心的"陋习"，但绝不是在鼓吹肆意纵欲的享乐主义。笔者并非鼓励大家要去吃垃圾食品、抽烟和增肥，只是希望大家不必过于束手束脚，要按照正确的饮食方式生活。诚然，并不是所有的"陋习"都对我们有好处，父母的告诫很多时候确实是经验之谈，是正确的。比方说，抽烟实际的害处和你母亲所告诫你的一样。平时稍微吃一些糖会对身体有好处，但不能太过贪食糖果和其他甜食，还有烟熏肉，很遗憾地告诉你，贪食对身体有百害而无一利。

但相对地，还是有很多好的"陋习"，它们其实根本不是真正的陋习。只要做到适度节制，就可以有利于人的身心长期发展。我们经常告诉病人，不论平时有多忙、压力有多大，每天都要做一点自己喜欢的事。比方说，可以去遛遛狗，骑一会儿自行车或者去游泳，还可以吃一顿美味的晚餐，打两局牌或喝点麦芽苏格兰威士忌或冰镇啤酒。就算我们对"生命的意义"没什么太深的感触，只要每天能对些许乐事有所念想、略有盼头，那这一天多少就有点意义。

已故的伟大喜剧演员罗德尼·丹泽菲尔德（Rodney Dangerfield）在他 70 多岁时有一次对观众说，他上台前刚去看了医生。医生告诉他，就算一个人吃得好、多运动，有足够的新鲜空气供他呼吸，他仍旧会日渐衰老、生病、死去。

说得太对了。

我们谁都清楚人的命天注定，所有人最终都难逃一死。我们想做的、能做的就是提高生活质量，享受健康幸福的生活，增加生命的长度和拓展生命的宽度。

如果能真的做到这点，那该多好啊。

本书笔触讨喜而轻松，旨在肯定读者的一些"陋习"。笔者希望人们的生活变得更加丰富多彩、愉快充实，而非处处掣肘、乏味无趣。

本书即将为你呈现一种让人满意的有趣而健康的生活方式，这里引用一句新奥尔良人的格言——好时光不停歇！

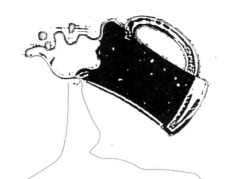

1

CHAPTER

啤酒一杯，健康相随

他又将七杯酒，连连喝了下去……

他满心欢喜，脸上发烫。

——《吉尔伽美什史诗》（公元前 2100 年）

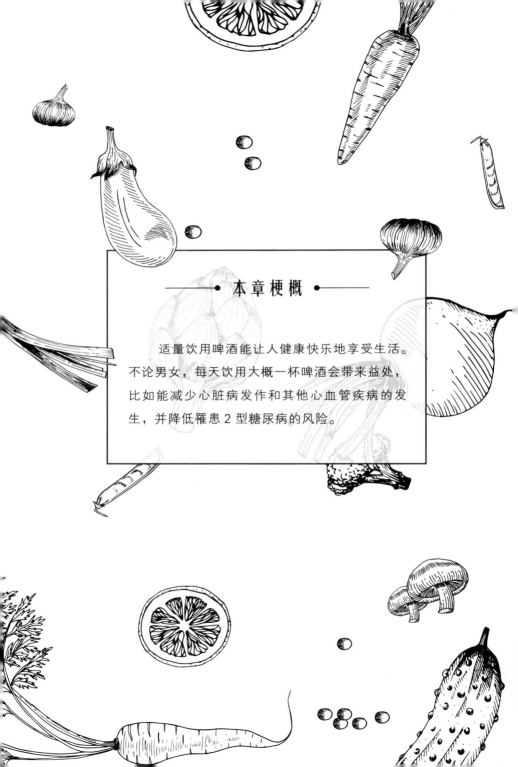

● 本章梗概 ●

　　适量饮用啤酒能让人健康快乐地享受生活。不论男女，每天饮用大概一杯啤酒会带来益处，比如能减少心脏病发作和其他心血管疾病的发生，并降低罹患 2 型糖尿病的风险。

让我们先回顾一下历史。

距今约 4000 年前，古巴比伦第六任国王汉穆拉比决定制定一套律法。约公元前 1754 年，他下令将《汉谟拉比法典》刻在石碑之上。该法典的问世具有革命性意义，作为较早的成文法典之一，它收录了282 条法令，内容涉及人类生活的诸多方面，宣扬"以眼还眼"式的正义。后来的《圣经》受其影响，也有类似的精神体现。

该法典还涉及了一样历史课上不太会提及的东西——啤酒。有 4 条法令专门对啤酒的酿造和销售做了规定，清晰地体现了啤酒在古代社会中的重要性。

在之后的近 4000 年，这些法令被一成不变地贯彻，啤酒在古代社会的受重视程度不曾改变。直到今天，作为"众恶之首"的啤酒仍是很多人在一天辛苦工作后的念想。人们对啤酒的喜爱至少不会使我们误入歧途。很高兴地告诉各位读者朋友，啤酒除了好喝，对身体也有益处。研究显示，只要饮用适量，啤酒对我们很有好处。

哈佛大学陈曾熙公共卫生学院曾对酒类对健康的潜在益处做过在线分析。"有 100 多项前瞻性研究显示，适度饮酒与心脏病发作、缺血性脑卒中（脑血栓引起）、外周血管疾病、心源性猝死以及所有心血管问题导致的死亡之间呈负相关。适度饮酒的效果很稳定，可使上述疾病风险降低 25%~40%"[1]（可不是只有吃菠菜才能改善心血管问题哦）。

但究竟什么才是适度饮酒呢？

在一个刮着大风、下着大雨的午后，笔者在康涅狄格州的一家啤酒厂里，和朋友边享用当地的精酿啤酒边思考着这个问题。我们一到那儿就迫不及待地品尝了一种古法酿制的酸啤酒，这种啤酒发酵用的是野生天然酵母和乳酸菌，乳酸菌是一种用来做酸奶的益生菌。

美国疾病控制与预防中心（CDC）以及其他大多数研究机构都这样对适度饮酒下定义：男性每天最多喝一杯多一些，女性每天最多喝一杯。饮酒的时间必须分散，即不能攒几天然后周末一饮而尽。具体来说，酒精含量为 5% 的啤酒最多 12 盎司（约 354 毫升，即普通罐装容量）；酒精含量为 7% 及以上的最多 8 盎司（约 236 毫升）；葡萄酒最多 5 盎司（约

148 毫升）；烈酒最多 1 盎司（约 29 毫升，即一子弹杯的容量）。[2]

喝上这么大的一杯酒，可能不会让你做出在酒吧楼顶上跳舞的"宏伟事迹"，但是再怎么嗜酒如命的"酒坛子"也不能把每天一杯啤酒等同于戒酒行为。连缸带桶地喝酒显然有害健康，但工作之余能在酒厂或酒吧里与亲友边聊边喝一两杯冰啤酒，何尝不是健康幸福生活的源泉呢。作者坚信，啤酒是一种精神寄托，是供我们品味和享用的佳品，而不是供人胡喝海饮的饮品。喝酒可不能像给赛车加油那样地赶时间呀。

那天下午笔者喝的啤酒已在大橡木桶里酿了好几个月，酒里的野生酵母和乳酸菌催化出了味道带劲的佳品。酒一入口，一股特别的清香直击味蕾。那是一种带些微酸，像柠檬和香槟的口感。

一言以蔽之，用当地种植的有机啤酒花制成的啤酒原浆是无上佳品。实验研究发现，啤酒花提取物有助于改善认知能力衰退的状况，降低前列腺癌和乳腺癌的患病率。[3,4,5]

但并非每个人都能接受这种建议。多年以前，有一位妇女慕名来到笔者所在的哈内曼健康中心（Hahnemann Health）看病，凭借自然医学的治疗病情好转了很多。于是，她拉着不太相信自然医学的丈夫也来预约问诊。这位先生当时问道，自然医学有益健康是否有研究结果证明。笔者和同事回答他说："对，如果你大多数日子坚持只喝一两杯啤酒而且不贪杯，身体就会健康，心情就会愉悦，寿命也会延长。"

他惊道："你说什么?!"然后就起身跑回候诊室。一开始我们担心是不是说错了话，但过了一会儿他就回来说："请对我老婆重复一遍刚才的话。"

1990年，美国癌症协会（American Cancer Society）对采集自1959年，涉及275 000名男士的信息为样本的调查数据进行了研究，发现那些每天饮用一到两杯酒的研究对象死于冠心病和其他致死疾病的概率明显低于从不喝酒的人。但要注意，虽然很多研究都得出了类似的结论，但也有一些研究得出了相反的结论，所以爱酒人士要自己斟酌。

再次强调，"适度节制"才是关键。在古时候，违反《汉谟拉比法典》中有关啤酒的法令的惩罚是溺刑，其中有一条是禁止宰客。很显然，国王不怎么喜欢太贵的啤酒。据记载，犯罪的人会被淹死在一桶啤酒中。这种令人毛骨悚然又颇具威慑力的手段，警醒着众人"美味不可多餐"。美国癌症协会的研究也有同样的论断：每天饮用三杯以上啤酒的研究对象死于冠心病的概率仍较低，但总体死亡率更高。[6]

最新的研究也得出了类似的结论。但事实上，人们可以很容易地设计一种酒类游戏，每当你遇到支持适度饮酒的研究时都喝一口啤酒。但问题是，一旦游戏玩得尽兴，人们就会贪杯，这将不再是适度饮酒了！

2004 年的一项研究调查了年龄在 25~98 岁之间的 6644 名男性和 8010 名女性，结论是平均每天饮用一杯酒的人"全因死亡率最低"，比平均每天喝两杯以上和不饮酒的人都低。[7]

《美国流行病学杂志》(*American Journal of Epidemiology*) 发表的一项研究报告，通过对 4272 名男性和 1761 名女性进行分析，发现每周至少喝一杯酒的调查对象"认知能力低下的比例明显较低"。这些对认知的好处甚至延伸到了那些每周大约喝 30 杯酒的人身上，只不过到了这个水平，负面影响总体高于正面影响。[8]哈佛大学陈曾熙公共卫生学院的研究人员进行的另一项研究调查了 38 031 名美国中年男性，发现不怎么喝酒的调查对象通过每天喝一到两杯酒来增加酒精的摄入量，可以降低患 2 型糖尿病的风险。[9]

这样的例子还能举很多，但想必现在你已明白：啤酒有益健康的特性在很多研究中得到了广泛的认可。以防你真的去参加那些喝酒的游戏，咱们就此打住。

令人惊讶的是，哪怕从生物学角度来看，啤酒和其他酒类所具有的一些健康方面的益处也是说得通的。适度饮酒有助于提高高密度脂蛋白（HDL，有益胆固醇）的水平，它与预防心脏病有关，这可能就是酒精能减少血凝的原因，从而减轻动脉阻塞，降低脑卒中风险。

啤酒除了所有酒类都有的好处之外，这种靠麦芽和啤酒花酿制的饮品还含有抗氧化物、抗癌物质和免疫增强剂。俄勒冈州立大学的研究人员对啤酒花所含的一种混合物做了研究，发现这种混合物能够给啤酒带来苦味和强烈香气的同时也具有抗癌功效，[10] 而且在动物实验中证明它可以降低胆固醇和血糖，还有助于减肥。[11] 此外，啤酒发酵过程中的酵母能将麦芽糖转化为酒精，具有提高免疫力的效果。

2011 年，意大利研究与治疗基金会（Fondazione di Ricerca e Cura）的研究人员对一份超过 10 万人的数据进行了分析并得出结论：每天饮用 1 品脱（约 473 毫升）啤酒的调查对象患心脏病的风险要比不喝酒的人低 31%。[12]

但这并不代表所有关于喝啤酒和其他酒类的研究结果都是正面

的。毕竟我们还是应该着眼于现实，不能完全由着自己的性子来。过量饮酒肯定是不健康的，饮酒成瘾的风险也是真实存在的。女性尤其应意识到过量饮酒的潜在危害。一些研究表明，对女性来说，即便是适度饮酒也会增加患乳腺癌的风险。2014 年一项关于酒精与乳腺癌联系的流行病学研究得出结论，女性每天摄入的酒精量与罹患乳腺癌相对风险的增加成正比（仅比较实验组和对照组），但绝对风险（总体人口罹患特定疾病的风险）并未增加。[13]

啤酒和其他酒类之所以会对人体产生不良影响，可能是因其阻碍人体对叶酸的吸收。叶酸属于维生素 B 族，有助于合成 DNA，对于细胞分裂也至关重要。酒精对女性的一些不良影响可通过增加叶酸摄入量来缓解。多吃富含维生素 B 族的食物，如黑豆、扁豆，以及菠菜、生菜和芦笋等深色蔬菜，或直接服用维生素补剂增加叶酸摄入量。通过一项对 88 818 名饮酒女性的研究发现，在每天喝一杯或几杯酒的饮酒者中，适度饮酒者血液中叶酸含量普遍较高，相比血液中叶酸含量最低的过量饮酒者罹患乳腺癌的风险低 90%。[14]

基于该研究和其他一些研究，有专家认为，每天摄入不少于 600 微克的叶酸可减轻酒类对人体造成的不良影响。

笔者并没有鼓励大家饮酒，尤其是过度饮酒。相反，笔者对书中谈到的所有"陋习"态度都一样，希望大家理性对待，适度为之。这样说的根据是的确有不少研究表明每天喝一杯酒可能对身体有益。当然了，肯定也有得出相反结果的研究。比如，最近发表在《柳叶刀》上的一项重要研究得出了一条直截了当的结论：不论饮用何种酒类，即使适量饮用也对健康有害。[15] 但该研究的关注点是相对风险而非绝对风险，并且似乎与其他很多研究结果有出入，其中包括在几个月前也在《柳叶刀》上刊登的另一项研究。正如身居剑桥大学"公共理解风险学温顿教授"席位的大卫·斯皮格尔哈特教授所言，一项早些时候进行的研究的附录中有一条数据显示："与适度饮酒者相比，从不饮酒的人罹患心脏病和脑卒中的风险要高 30%，总死亡率要高 20%。但也不能说明该差异是由于不喝酒所导致的。"[16]

最新研究所遗留的另一个问题是，为什么某些欧洲国家民众饮酒量大于美国，他们的预期寿命却更长。先不论酒类对健康的益处，该差异的形成原因可能还有很多。但不管怎样，一切有待进一步的研究。即便你认可上述研究中以相对风险作为比较参数的做法，但还是要指出，适度饮酒影响健康的绝对风险极低。笔者一直推崇以开放的思想看待解决双方问题的做法，并建议大家一只手拿一粒盐，另一只手握一杯未经过滤的啤酒进行该研究或其他研究。

美国疾病控制与预防中心并没有建议不饮酒者出于健康目的而去饮酒，也没有要求适度饮酒者为了乐趣戒酒。在2015—2020年美国卫生部制定的膳食指南中，允许男性每天饮用一到两杯酒，女性则每天饮用一杯（不排除美国疾病控制与预防中心未来根据新的研究结果减少酒类摄入量的可能）。

记得哈佛大学陈曾熙公共卫生学院曾指出："对适度饮酒的定义是不越界。适度饮酒对健康带来的益处明显高过风险。"[17]

记得之前在康涅狄格州的啤酒厂享用酸啤酒时，笔者和朋友想到，在《汉谟拉比法典》问世至今的3000多年里，啤酒仍然是现代社会的重要组成部分。它不仅对人体健康方面有益，对于一些其他方面也有益处。我们感谢啤酒对人类社会贯通古今的馈赠。为汉谟拉比和我们的健康干杯！

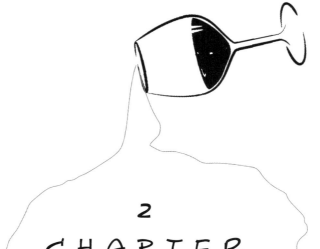

2
CHAPTER
我有红酒，万事无忧

谁也不能逗他发笑，不过那也不足
为奇，因为他是不喝酒的。

——[英]威廉·莎士比亚《亨利四世》

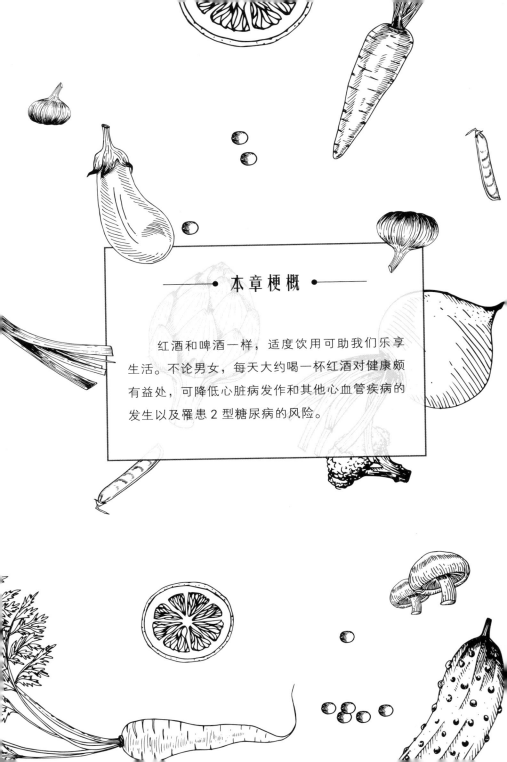

● 本章梗概 ●

　　红酒和啤酒一样，适度饮用可助我们乐享生活。不论男女，每天大约喝一杯红酒对健康颇有益处，可降低心脏病发作和其他心血管疾病的发生以及罹患 2 型糖尿病的风险。

　　在维克多·雨果的《悲惨世界》中，主人公冉阿让因给饥饿的家人偷面包而被判处有期徒刑 5 年。由于 19 世纪法国的法律制度异常严苛，这 5 年有期徒刑出于种种原因最后被加判至 19 年。在那段时间里，冉阿让被迫在法国船只的船舱里做苦役，在臭名昭著的土伦的监狱服刑。冉阿让和现实中的囚犯一样，脚踝上都得戴着重约 15 磅（约 6.8 千克）的铁环和铁链。在这种境遇下，他一天的伙食除了一点面包和豆汤外，还有一点红酒……对，你没看错，就是如假包换的纯正红酒。

　　当时，一个人犯了轻罪就会被打入牢狱，动辄关上数年。犯了罪的人晚上睡觉要被锁在床铺上，白天还要被强迫进行地狱般的恐怖劳役。但你要想剥夺他们喝红酒的权利？这可万万使不得。

　　那太残忍了。

现如今，虽然服苦役早已成为历史的尘埃，但法国的红酒和他们的奶酪、田鸡腿、拗口的语言一样，仍然是该国文化的一部分。红酒对健康的益处以及法国人的好胃口，通常被认为是导致"法国悖论"的成因之一。这是一种有悖常理的方式，即法国人在享受高饱和脂肪饮食的同时，冠心病发病率却较低。

实际上，在论及酒类的药用价值时，红酒在各个方面都是健康饮品的典型代表。它潜在的益处在很长时间内得到了人们的认可，对其质疑的声音远比对啤酒或烈酒的少。

喝红酒的人和其他酒类爱好者一样，除了享受所选择的酒的味道之外，还享受着各种各样的好处。有100余项研究表明，适度饮酒者死于冠心病的风险要比其他人低25%~40%。红酒还能降低2型糖尿病发病率，并减缓认知能力衰退。但要记住，红酒与啤酒一样，只有适度饮用才对身体有好处，即每天只能喝一杯的量，大概5盎司（约148毫升）。[1]

有一次，笔者和朋友在距离纽约市一小段车程的一家意大利餐厅各点了一杯红酒，大概5盎司（约148毫升）。在聊了适度饮酒所具有的普遍好处之余，还谈了红酒有独特的保健功效，并富含抗氧化物和丰富的营养物质。在世界上，一些长寿老人都坚持饮用红酒。作家丹·比特纳（Dan Buettner）在他的《蓝色地带》（The Blue Zones）一书中讨论了百岁老人的生活方式的特点，介绍了世界上出现百岁老人的常见地区。比如在意大利撒丁岛，百岁老人人口密度比是美国的 10 倍。比特纳及他的研究团队发现，长寿的撒丁人在一生中每天都会步行几英里（1 英里约等于 1.6 千米），饮食方面主要是素食，偶尔会吃肉。他们与各自所在的社区成员、家庭成员联系密切，每天还会享用一两杯红酒。

这些年老的撒丁人想必也会喜欢笔者当时就餐的餐厅。这是一家家族餐厅，拥有者和经营者都是一家人，每餐都用料新鲜、精心烹饪。餐品分量中等，酱汁用量较少，但味道很美味。红酒在餐品中算是比较重要的角色，但最重要的还是餐品本身以及亲友同享、其乐融融的感觉。

20 世纪 70 年代，哈利博士还是在意大利求学的一名医学生，那时他第一次亲身感受到了丹·比特纳书中撒丁人对红酒文雅而节制的欣赏。哈利博士当时住在一个中世纪拱门掩映着古老石头街的美丽城市，中央广场是整个社区的指路明灯。

本书开头的内容简介里也提到过，哈利博士正是在意大利体会到"享乐生活"的含义的。在花了很长时间学习医学教科书后，他会在家或者在镇里约上朋友喝一两杯当地的红酒，有时还会贪上几杯，一般都是享受着手工意大利面和其他意式美食下酒。

几乎每家农场都种葡萄，农民都自己酿红酒。这些酒大多数在路边的巨大的容器中储存，这种容器让人联想到丙烷罐。自酿红酒售价低廉，常见有客人带着50升容量的大壶并将其一口气装满，像买天然气似的。

哈利博士有一次在意大利翁布里亚当地的葡萄园亲自试摘了葡萄后，对收获葡萄的辛勤劳动者表示钦佩。摘葡萄其实很累人，需要弯腰驼背。葡萄园里经验老到的农民教他在园主不在附近的时候可以慢点摘，省点力气；当园主过来时，则会有人喊一句："园主来啦!"来提醒其他农民加快手脚，免得偷懒被逮住。这种见机行事的干活儿方法体现了一个道理：工作和放松并非全然对立。在地里摘完一天葡萄后，农民们往往会好好犒劳自己，他们也完全有资格这么做。

在康涅狄格州的啤酒厂的那次进餐结束前，帕蒂·奥夫冈（Patty Ofgang）（哈利博士的妻子和埃里克的妈妈）回忆起意大利对红酒的推崇——不仅在乡村，连医疗场所也是如此。她曾在意大利的一所医院当护士，她的一项工作就是每天给每位病人送定量的红酒。她说，在很多时候，病人喝点红酒和菊花茶就能一夜安眠，用不着吃安眠药。随后夫妻俩深情地回忆起意大利家喻户晓、老少皆会唱的一句歌词："白水寡味，对酒当歌（L'acqua fa male, il vino fa cantare）！"

意大利医院这种让病人喝酒的做法可能让很多人接受不了，然而红酒的药用价值可谓历史悠久。西方"医学之父"希波克拉底出生在公元前 460 年，他曾将红酒用作消毒剂处理伤口，还将其与草药混合成酒剂改善口感。在他看来，酒本身就是一种药物，可治疗腹泻和减轻产痛。他曾写道："无论是疾病或健康，适量饮用红酒对人类的身体保健有好处。"

适度饮酒者从不会将红酒作为买醉的蠱物，他们将饮用红酒奉为享乐生活中必不可少的一个环节，使身心从日常生活的喧嚣中得到解放。他们收获的不仅是一时片刻的愉悦，更是可以延年益寿，优雅地变老。

长期以来，这些证据支持了这些观点，而且有关红酒的各种好处的研究仍层出不穷。美国《内科学纪事》（*Annals of Internal Medicine*）在 2015 年发表了一项研究：被试者均为患有 2 型糖尿病且病情得到控制的以色列人，他们随机被要求在 2 年时间内随晚餐饮用 150 毫升矿泉水、白葡萄酒或红酒。三组被试者均按照地中海地区的饮食习惯进食，不对热量做限制。

这个结果让红酒爱好者很满意。

研究结果显示，被分配饮用红酒的被试者心脏代谢风险（与糖尿病、心脏病、脑卒中患病率正相关）显著降低，一部分原因是红酒提高了高密度脂蛋白水平。另一部分原因是饮用红酒和白葡萄酒的被试者的睡眠质量优于喝水的被试者。以前很多对酒类的研究都属于流行病学范畴，而该实验采用的则是随机对照的研究方法，可以对特定性状或行为作出更准确的描述。[2]

《美国胃肠病学杂志》（*The American Journal of Gastroenterology*）在2005 年发表的一项研究发现，每周饮用 1~8 杯红酒的人结肠肿瘤患病率较低。[3]适度饮用红酒、啤酒和烈酒，已被证明有助于延缓认知能力衰退、降低阿尔茨海默病和 2 型糖尿病的发病率。[4]

红酒中有两种成分特别有益健康：白藜芦醇和原花青素。白藜芦醇是一种天然化合物，存在于葡萄皮中，有降低骨质疏松风险、减少脂肪细胞形成和降低血压的作用。该物质在红酒中含量特别丰富，在动物实验中已被证明可延缓老鼠年龄性的肺功能衰退[5]，而且可以延长被喂食高热量饲料的老鼠的寿命。[6]

就像实验室对白藜芦醇的研究结果一样令人难以置信。伦敦大学玛丽皇后学院的研究人员在 2006 年进行的一项研究表明，红酒中白藜芦醇含量并未达到对健康产生益处的程度。相反，他们认为红酒中的原花青素化合物更有可能是红酒起到保健功效的原因所在。研究发现，原花青素"在法国西南部和撒丁岛地区出产的红酒中含量较高，传统的酿造工艺确保了原花青素化合物得到充分的保留"。随后得出结论："这些地区的人口正巧也普遍长寿。"[7]

尽管红酒有其特有的保健价值，但最近的研究表明，红酒、啤酒和烈酒有着相近的保健作用。换句话说，红酒所含最为有益健康的成分还没有被完全了解。如果你平日里喝红酒，那便无妨。如果你喝的是啤酒或烈酒，目前尚无充分的证据表明红酒和其他酒类在功效上存在明显差别，所以大可不必改喝红酒。你也可以在自己喝的酒里混些红酒一起喝，毕竟这对拓宽你的饮酒视野并没有什么坏处。[8]

但截至目前，饮用红酒和啤酒等其他酒类一样仍可能存在一定风险，特别是对于女性而言。但总体上说，很多得出负面结论的研究还无法给出成熟的意见，适度饮酒在很大程度上可能是利大于弊。

　　无论你像冉阿让一样被关在法国的地牢里还是待在意大利的医院里，"雅俗共赏"的红酒都是佐餐良伴。在世界上很多人口普遍健康长寿的地方，红酒都是民众生活的必需品。从前文提到的对地中海民众进行的实验中可以发现，那儿的人们至少已经意识到，红酒是"享乐生活"中不可缺少的一部分。

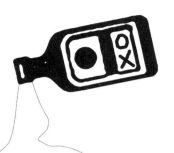

3
CHAPTER
烈酒入怀，畅叙衷情

不论事情的好坏都要一杯梅斯卡尔酒。

——佚名

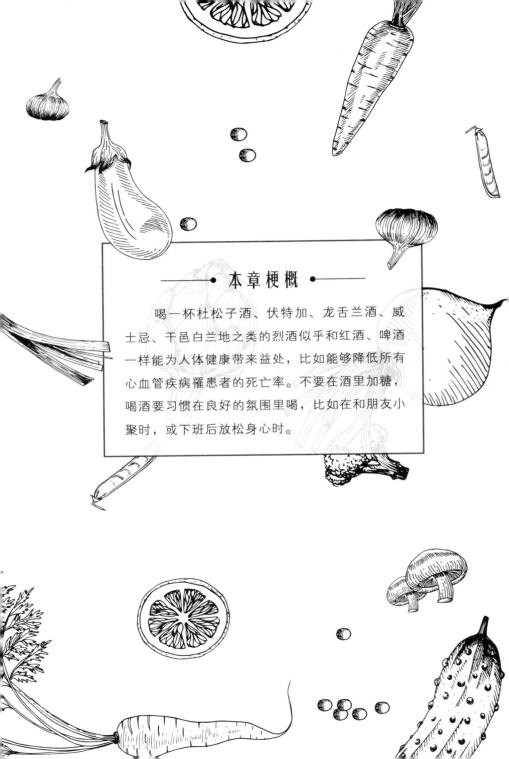

本章梗概

　　喝一杯杜松子酒、伏特加、龙舌兰酒、威士忌、干邑白兰地之类的烈酒似乎和红酒、啤酒一样能为人体健康带来益处，比如能够降低所有心血管疾病罹患者的死亡率。不要在酒里加糖，喝酒要习惯在良好的氛围里喝，比如在和朋友小聚时，或下班后放松身心时。

哈利博士的父亲，即埃里克的爷爷名叫内森·奥夫冈（Nathan Ofgang），亲人对他的爱称是内西（Nussie）。在他 90 多岁时，有一次他去往位于佛罗里达州西棕榈滩的心脏病诊所问诊。医生给他做检查时，问平时是谁为他开车的。对他这把年纪的病人医生一般都会问这个问题。

"我自己开车。"他答道，用的是那种听似客气，但其实是布鲁克林的布朗斯维尔街那里老一辈纽约人强硬的语气。这样的说话方式已经有 100 多年的历史了。

"那有人替您出门买东西吗？"医生继续问。

"我自己出门买。"

"谁做饭给您吃？"

"我自己做。"

医生继续问了几个问题后，老爷子那时已表现得极其活跃，给人的印象也非常独立。医生只好对他说："您请回吧，半年后您再来复诊。不如您给我提供一些生活上的建议吧。"

老爷子特别喜欢和子孙说这些往事。当有人向他请教长寿和健康生活的秘诀时，他回答道："我从不像大多数年轻人那样在电脑前一坐一整天（他觉得 90 岁以下的都算年轻人）。我一直找事情做。我常吃大蒜和洋葱，每天都要喝一杯苏格兰威士忌。"

喝一杯苏格兰威士忌肯定不是老爷子长寿的唯一理由，而且实际上他是退休后才开始每天饮用这"生命之水"的。但适度饮用威士忌等酒类，可能确实起到了滋补品般的功效。在前几章我们讨论啤酒和红酒时，提到有数十项研究显示适度饮酒可使全部心血管疾病罹患者的死亡率降低 25%~40%。烈酒的定义是酒精含量为 20%（按体积计算）以上的蒸馏酒，适度饮用大概就是一子弹杯的量，约 1.5盎司（约 44 毫升）。[1]

和其他酒类一样，适度饮用烈酒也有助于提高体内高密度脂蛋白水平。前文提到，该有益胆固醇与预防心脏病有关。

酒也是一种有效的止痛药。伦敦格林威治大学的研究人员对涉及 404 名被试者的 18 项有关研究进行了分析，发现酒精缓解疼痛的效果优于泰诺。得出的结论是，平均血液酒精浓度约为 0.08% 的被试者在饮用三四杯的烈酒后，痛感评级会有"中度至大幅的降低"。实际上，酒精对实际疼痛的减轻可媲美阿片类药物。三四杯酒已超过每日建议的饮用量，但冲着酒精的镇痛效果，这是绝对值得的。[2]

人们很早以前就注意到烈酒潜在的保健功效。威士忌的古拉丁语是 "aqua vitae"，意即"生命之水"。杜松子酒是一种用杜松子、茴香、香菜等草本香料调味而成的蒸馏酒，起初在 17 世纪的荷兰药店出售，用于治疗各种疾病，如肾病、胃病、胆结石和痛风。笔者不建议现在还只喝一杯加冰的杜松子酒来治疗这些疾病，但是蒸馏酒可能的确有惊人的益处。

伊利诺伊大学芝加哥分校在《意识与认知》(*Consciousness and Cognition*) 杂志上发表了一项研究。研究人员将 40 名年轻男性分为两组。先让一组观看一部电影，其间各自饮用蔓越莓伏特加，直至血液酒精浓度达到 0.75%，略低于醉驾限制的 0.80%；另一组只看电影不喝酒。随后对两组对象都进行了心理敏锐度测试。结果令人吃惊：喝了酒的那组在较短时间内回答了更多问题，被认为"更容易产生解决问题的灵感"。

该实验的样本量很小，所以不能得出绝对的结论。然而，先前有其他研究指出，健忘有助于创造性地思考，即专注力缺乏或选择性记忆力衰退可使人较少受到过往经验影响，有利于激发创新思维。摄入酒精可能的确是使人进入创造性旺盛的健忘状态的一种方式。综上，笔者认为杂志上发表的研究佐证了过往的一种观点：创造性解决问题的能力可能受益于注意力分散，适度醉酒可能是调整注意力状态的一种方式，有助于提升创造力。[3]

甚至有一些研究证明饮酒对房事有所裨益。澳大利亚的一项对1000多名男性的研究发现，"不论是只在周末喝两杯的还是无酒不欢的人群中"，性功能障碍患病率较从不喝酒的人低 25%~30%。由于各路广告都大肆宣传对该病的治疗，搞得它都成了众人茶余饭后的笑柄。笔者也承认上述实验样本量很小，但不得不说其中不乏一些铁证。[4]

要想靠喝酒保健，一定要注意喝的是什么酒。餐馆和酒吧里卖的很多勾兑出来的酒，根本就是掺了糖的买醉药水，用的都是低端、三无的原料。这种小作坊出产的劣质酒在粗制滥造之下，常含有较多身体难以代谢的无乙醇酒精，容易引起头痛。好在美国各地采用新工艺的正规酿酒厂有很多，且在欧洲、墨西哥等地不乏高品质的酒商。这些品牌的酒品只要适度饮用就不会引起宿醉，且它们的口味足够纯正，不会和低端的含糖勾兑酒相混淆。有一个好办法可以避免宿醉和喝到高热量勾兑酒：如果不确定自己喝的是不是高质量的酒，就干脆不要喝。

最近，笔者家的一位本来一辈子都不喝酒的老朋友认同了饮酒的保健功效后，开始为了身体健康喝酒。他还是统计学领域里的一位权威人物。那天是一年一度的超级碗派对，一到晚上 7 点，他就拿出一大瓶威士忌，皱着眉头喝了起来。要知道他为了健康，已经坚持吃了 4 年西蓝花。

派对上其他朋友在看比赛时喝酒，图的是个有趣。而这位老朋友每天喝些酒，就跟吃药一样。可能他确实从喝酒中收获了一些益处，但却是捡了芝麻丢了西瓜。从长远来看，笔者不认为这是好事。不管怎么说，他把酒当药吃的这种做法并不一定能够坚持下去。几个月后他便放弃了。

酒和止咳糖浆、降压药之类的药不可同日而语，切莫把喝酒当作吃药对待。酒对那些本来就喜欢喝的人来说已经等同于上佳的补品，但笔者仍然认为，和亲友举杯宴饮、共享欢乐时光时，酒才能充分发挥其对健康的有利作用，才能真正成为健康幸福生活的一部分。

尽管很多人都很喜欢烈酒，加之饮酒确有其益处，然而我们从来不会说去鼓励过量饮酒，这样的行为是不应该的。你最好少喝酒，试着品尝一些高品质的酒。像窖藏多年的艾雷岛单一麦芽苏格兰威士忌、由稀有的野生龙舌兰植物手工精酿而成的梅斯卡尔酒之类的佳酿，一滴入口，即能感受到造物主将如诗如画般的生命热度传递到心头。精心酿造的酒流淌在血液里，就会在人体内催生出点石成金般的神奇特效，人的身心、情感无一不受其影响发生着积极的变化。

老爷子在喝苏格兰威士忌时，就常怀一颗对祖先崇敬的心。在夏日黄昏时分，他饮着美酒面露红光。他的一生是艰苦奋斗的一生——生活在大萧条时期，10多岁就成为家庭的经济支柱。婚后爆发"二战"，战争期间在海军服役。复员后他开始做自动售货机生意。他常说那会儿为了养家糊口，全天候地一心扑在工作上，持续了整整7年。当然，肯定有夸张的成分在里面。他睡觉一直睡不安稳，常常在半夜被餐馆、酒吧或旅店的人叫去修理机器。为了保证和子女相处的时间足够多，工作时他常常领着孩子们一起在纽约市里穿街走巷地奔波。

退休后，老爷子虽然在佛罗里达州养老，却压根儿按捺不住想工作劳动的心。我们去探望他时，常惊叹于这样一个耄耋老翁怎么有力气把自己的生活起居照顾得这么好。他每天早晨都能在黎明前起来煮咖啡、磨菜刀，还会用旧牙刷洗刷炉灶。完事后天还没亮，就出发去做各种各样的志愿者工作——在流动厨房煮饭、给当地一家剧场搭布景、做志愿警，他还在当地一家医院的药房和传染病房做过事，院方甚至还请他为新来的药剂师做迎新工作。

不管一天有多忙，老爷子下午 4 点钟肯定要准时下工。为犒劳自己的辛勤劳动，他会花上 0.5~1 个小时时间，边享用一杯最爱的苏格兰威士忌，边听古典乐边读书。这样一个大多数时候不太会放松的人，却在这时达到了近乎冥想状态的平和境界。这是属于他自己一个人的鸡尾酒时光，天塌下来他也不为所动。

这是一个享受烈酒的方式，作为一种你期待的仪式的一部分，它可以提高人的整体幸福感。一般人喝酒的时间差不多在下午 5 点，老爷子还早了 1 个小时左右，但他的左邻右舍都觉得他这种劳逸结合的生活方式颇具禅宗智者的处世智慧，这是在酒吧里看不到的。让我们为健康干一杯吧！

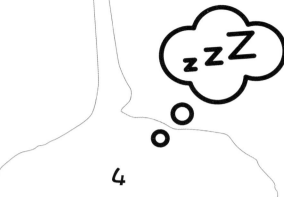

4

CHAPTER

闭上双眼，梦会周公

早餐是一日的开始，我待在家中陪伴朋友。
然而每晚入睡之时，必定梦回异国他乡。

——[英] 罗伯特·路易斯·史蒂文森

医书有云治病妙方不外有二：一则开怀大
笑；一则睡个好觉。

——爱尔兰民谚

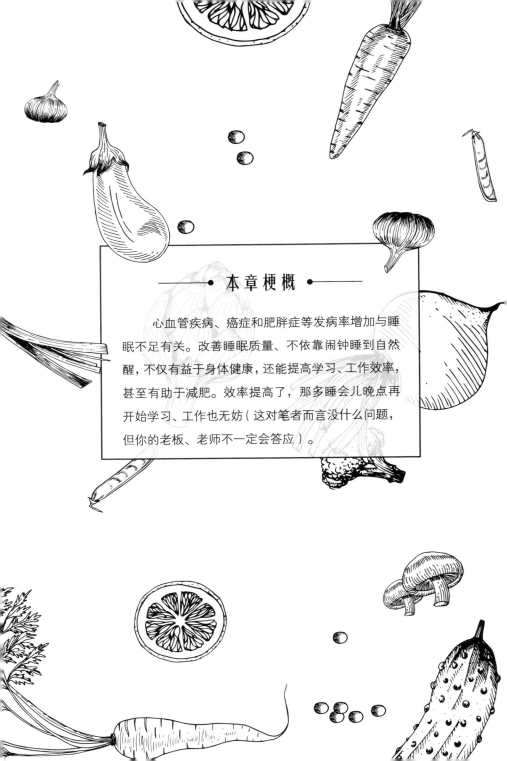

本章梗概

心血管疾病、癌症和肥胖症等发病率增加与睡眠不足有关。改善睡眠质量、不依靠闹钟睡到自然醒，不仅有益于身体健康，还能提高学习、工作效率，甚至有助于减肥。效率提高了，那多睡会儿晚点再开始学习、工作也无妨（这对笔者而言没什么问题，但你的老板、老师不一定会答应）。

睡觉是一宗罪，至少清教徒领袖科顿·马瑟（Cotton Mather）是这么认为的。他在 18 世纪所做的一次布道中，气鼓鼓地对那些本该起来干活儿的人说："不要学维吉利（Vigilius，译者注：罗马天主教皇），快醒过来！"

对懒散度日持鄙夷态度的可不是只有马瑟一人。美国开国元勋本杰明·富兰克林（Benjamin Franklin）有一句名言："坟墓里会有足够的睡眠。"美国著名作家埃德加·爱伦·坡（Edgar Allan Poe）也写过："睡时无异于死去，吾生所恨也。"

虽然现在人们谈论睡觉时的措辞不那么激烈了，但人们对睡觉的态度也不一定就发生了改变。很多人仍觉得睡觉是懒惰的代名词，是应该极力避免却又偶尔会中招的罪过。

在这么多有益健康的方法之中，大概只有睡觉会让人产生罪恶感。比方说，如果周末睡了懒觉，没能早起做事，事后心里往往不是滋味。

身体健康的人基本不会真正意义上地去贪睡，所以不要对赖床行为有太大的心理负担，根本就是想太多了。这就像你会经常给你的妈妈打电话道歉一样。

尽管社会上的主流看法是睡觉是件奢侈的事情，但其实它对我们每个人都是必需的。虽然弄不明白为什么所有人类和动物都需要睡觉，但大家都清楚不睡觉肯定是不行的。短期剥夺睡眠会使人的反应能力下降，加重疲劳感。连续熬几天夜，肢体会开始不受控制并可能出现幻觉；长时间保持清醒状态会导致死亡。由于长时间剥夺睡眠危险性极大，吉尼斯世界纪录都不会接受这方面成绩的申报。

睡眠不足会对身体造成长期损害。慢性睡眠不足人群罹患各种疾病的风险可能增加，包括 2 型糖尿病[1]、心血管疾病[2]，而且罹患乳腺癌、前列腺癌和结肠癌、直肠癌的可能性也会增加[3]。

我们向很多人说到过剥夺睡眠的不良影响，但大多数人都不以为然。有人说："道理我都懂，但我晚上就是喜欢待在外面。"还有人说："我得早起工作啊。"接着我们就告诉他们剥夺睡眠的其他坏处：

容易变胖。这可比折寿可怕得多。

美国护理健康研究所（Nurses' Health Study）对 68 183 名女性发起的一项大型研究发现，每晚睡眠时间不足 5 个小时的女性的体重比睡 7 个小时以上的女性体重平均高出 4.71 磅（约 2.14 千克），这已是根据年龄因素调整后的数字。16 年后再对同一批对象重新调查时，发现睡眠时间不足 5 个小时的女性体重比睡 7 个小时以上的女性体重高 2.51 磅（约 1.14 千克）；睡 6 个小时的女性体重比保证 7 个小时睡眠的女性体重高 1.56 磅（约 0.71 千克）。调查结果不受饮食或运动的影响 [4]。

看完这些数据，你要是仍旧没什么感觉，那请接着看：一篇 2006 年的文献综述对缺乏睡眠与增重二者的联系做了阐述。这是由哈佛大学陈曾熙公共卫生学院教授胡丙长（Frank B. Hu）与他人合著的，文章认为对于儿童而言，"睡眠时间较短对今后体型肥胖有着密切和持续的影响"。而对于成年人而言，23 项研究中有 17 项的结论支持了"睡眠时间较短和增重之间有着直接联系"。[5]

尽管社会越来越认识到睡眠的重要性，但实际上大家好像睡得更少了。一项研究显示，1985—2012 年美国睡眠时间不超过 6 个小时的人数增加了 31%，人均睡眠时间则从每晚 7.40 个小时减少到了 7.18 个小时。[6]

笔者认为，我们就该服从本能多睡一会儿，这样便能立竿见影地改善身体状况。美国国家睡眠基金会（National Sleep Foundation）也提出，"睡眠与饮食和运动同样重要，而且做起来更容易"。

首先，人每天需要 8 个小时左右的高质量睡眠。理想情况下，最好是睡到自然醒，而不是被闹钟吵醒。然后，每天至少要做一件特别的事情，养成习惯。可以是去公园散步、做道家常菜、看场电影，或者是打高尔夫、打棒球、钓鱼，再或者是喝些茶水、品尝意式浓缩咖啡、吃点巧克力等。哪怕做些你选择的有益身心的"陋习"也无妨。

笔者建议，晚上尽可能早点睡觉。有一种老的说法认为前半夜的睡眠效率比后半夜高。本书后续有关于阳光作用的章节，简单地说就是如果早晨让卧室多照进些阳光，不用窗帘遮挡，我们就可以使自己的身体更加贴合地球上自然昼夜循环的规律，睡得也会更好。显然，"早睡早起身体好、财运旺、头脑灵"这句老话并不假。

虽然本书将喝咖啡列入有益身心的"陋习"，但要记住，起床最好还是自然醒，不要借助任何外物刺激。所以，至少偶尔试着把醒来后的第一杯咖啡推迟一两个小时。

很多人睡眠不足也是被迫无奈，他们觉得自己的时间不够用。但妄图压缩睡眠时间以提高学习、工作效率和把睡眠时间挤出来做运动一样是个错误的行为。

达到身体的最佳状态肯定是需要充分休息的，不会因疲劳而感到力不从心。睡眠不仅有助于排除体内毒素，还可以使我们更好地处理日常事务，提升解决复杂问题的能力。在一项于德国进行的研究中，研究人员教给参与者一道数学难题的解法，但没有教他们快速解题的简单方法。随后，参与者被分成两组，在休息 8 个小时后再次进行解题测试。第一组在这段时间内一直保持学习；另一组则睡觉休息。结果，得到休息的这组找到更快解题方法的可能性是另一组的 2 倍。[7]

如果晚上没睡够的话，那么可以试着中午打会儿盹儿。即便小睡几分钟也是有用的，但一般最好别超过 1 个小时，以防头晕。

亨利·林德拉尔（Henry Lindlahr）博士是自然疗法的创始人之一。来自世界各国的国家元首、行业领袖和政治掮客都曾光顾他的诊所寻求帮助。博士会教给他们一个小技巧——有意识地用两根手指轻轻地夹住一支铅笔，然后闭上眼睛直接伏在办公桌上正经地睡几分钟。这样一来，如果铅笔掉下去了，就说明自己刚才睡过去了。你也不必特意去试，特别是别在立式办公桌上这么做。

在《自然神经科学》(*Nature Neuroscience*)杂志上刊登的一项研究中，研究人员对参与者的感知力每天做 4 次测试，发现不打盹儿的参与者表现一次不如一次，但在空档期间休息 30 分钟的参与者每次表现持平，休息 60 分钟的参与者表现都呈上升态势。[8]

小睡对孩子们的情绪和记忆似乎也有改善作用，越来越多的公司允许员工在工作期间适当小睡。《纽约时报》(*New York Times*)的一次头条就是："上班期间稍事小睡并不需要向他人道歉。"

当然，偶尔睡眠不足不一定就会有害健康，必要时开个夜车也完全可以接受。

美国疾病控制与预防中心建议成年人每天至少保证 7 个小时的睡眠；建议 60 岁以上的老人保证每天 8 个小时以上的睡眠；建议 18 岁以下的青少年保证每天 8~10 个小时的睡眠。但真的要做到这些确实困难颇多。

青少年要保证 9 个小时的睡眠几乎不可能。这是由于他们在青春期阶段，晚上 10:45 之前大脑无法进入睡眠模式。尽管生物学因素导致了晚睡，但大多数青少年必须早起上学，早上 7:00 或 7:30 就要到学校。

目前，美国全国范围内正推行推迟早晨上学的时间，取得的结果也极为乐观。2014 年，一项对多个学校共 9000 名学生进行的研究显示，在上午 8:30 之后上课的学生成绩和出勤率都有所提高，药物滥用和抑郁症的发生率也有所降低。此外，年龄在 16~18 岁的青少年发生交通事故的数量减少了 70%。交通事故是美国青少年死亡的主要原因，故该项统计数据意义重大。此前，每年有超过 2000 名青少年死于交通事故。[9]

2014 年，美国儿科学会（American Academy of Pediatrics）建议学校将上课时间推迟至早上 8:30 以后，2016 年，美国医学协会（American Medical Association）也做出了类似的建议。[10,11]

尽管推迟上课时间对改善学生健康有明显的好处，但反对的声音也层出不穷。批评者指出，像校车路线之类的后勤工作会有问题，并且学校教师也多持反对态度，抱怨教学安排受到了影响。

但笔者认为，这两条批评反映出的问题都可以用大胆、创新的方法轻松解决。比如，在缩短工作或在校时间的基础上提高效率。没有证据表明最佳工作学习时长是 8 个小时还是 6.5 个小时。瑞典哥德堡市官方曾进行了一项工作时长的实验，要求工作者每天工作 6 个小时，每周共计工作 30 个小时。该市政府官员发现，工作者在比原先少的时间内完成了更多的工作。新西兰信托公司"永恒卫士"公司（Perpetual Guardian）曾试验让员工每周工作 4 天，每天工作 8 个小时，共计 32 个小时，工资依旧按 5 天的发放。结果他们发现，员工在工作期间的休息时间更短，表现出了更强的动力、创造力和集中力，实际上也确实比以往完成了更多的工作。[12]

总之，相较于青少年在充分休息后表现出来的对情绪和身体健康的益处，对推迟上课时间的一些批评显得苍白无力。最近的研究显示，推迟 1 个小时后再开始上第一节课的学校，由于学生们得到了充分的休息，他们的学习成绩都有所提高；缩短每周在校时间的学生，成绩也都有所进步。我们有理由相信，企业若是也对员工工作时间进行一定程度的缩短，业绩也会有类似的上升。

保证睡眠时间所能改善的，可不仅仅是学习和工作。

一天当中，很多精彩活动进行的时间都比预期的晚。很多音乐会都要到晚上 9 点或 10 点才开始上演，同时也很难找到在傍晚时分就热闹起来的酒吧。《周一足球之夜》和其他重大体育赛事开始的时间也很晚，别说大多数孩子都看不了，就算是成年人也要在看他们所喜爱的球队的比赛和第二天在低迷状态下工作之间做出选择。即便是棒球，这一大家都喜欢的全国性休闲活动，开始得也比大多数学生甚至大人的健康睡觉时间来得晚。

虽然你不能做什么来让世界联赛的第一场比赛提前，但我们从个人层面完全可以做一些改变来改善睡眠。一个简单的方法就是睡前限制使用手机等带 LED 屏幕的设备。LED 屏幕的光线和其他灯光会抑制褪黑素的分泌，该激素的作用是向大脑发出睡眠信号。一项对过去涉及多项研究结果的系统分析表明，共计 125 000 名以上的少年儿童睡前接触手机和其他媒体设备与"睡眠不足、睡眠质量差以及白天嗜睡"有着显著的关联。[13]

一旦你关了 LED 屏幕，就将你的视线从手机上移开，接下来就可以试着脱掉睡衣睡觉了。裸睡虽然可能会吓到你的室友和暂住的客人，但这有助于降低体温、促进睡眠。

此外，你还可以多晒晒太阳。我们在后续章节中提到的一项研究发现，在窗户更多、采光更好的办公室工作的人，要比那些在封闭环境下工作的人拥有更长的睡眠时间，睡眠质量也更好。他们的工作态度会更积极，身体状况也更佳。所以，无论你的工作场合条件怎么样，白天还是尽量多晒太阳[14]。

如果上述这些方法仍无法改善你的睡眠，那也尽量别服用安眠药。无论是非处方类还是处方类安眠药，通常只能延长 11~25 分钟的总睡眠时间。服用安眠药的人往往会高估药物的作用，原因是安眠药在起效期间会令人难以留下记忆。所以在理论上，你服用安眠药仍可能在半夜醒来，但什么都记不得了。此外，安眠药还有很多的副作用。所以还是要规律饮食、多做运动，这才是改善睡眠质量的良方。

请记住，哪怕你只坚持了一项健康的习惯，这也会在无形之中促进和强化其他健康行为，从而产生良性循环。高质量的睡眠通常会为你带来好的胃口，促使你做更多的锻炼，减轻压力，体会到更多的生活乐趣，生活态度也会变得更加积极。综上，只要睡眠质量得到改善，我们整体的健康状况也会往好的方向发展。

承认自己想多睡会儿吧，你也的确需要多睡会儿。不要因为多睡了一时半刻就有什么罪恶感。如果有一天你真的因为需要休息而导致上班迟到，相比医生的证明，给你的老板看一下这一章的内容，他可能就会睁一只眼闭一只眼，然后放过你了呢。

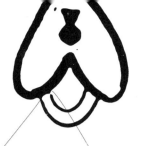

CHAPTER 5

男欢女爱，人之常情

你所需要的是爱。

——[英]披头士乐队

我把一半的钱财花在赌博、喝酒和女人上；剩下的一半我浪费了。

——[美]W.C.费尔兹

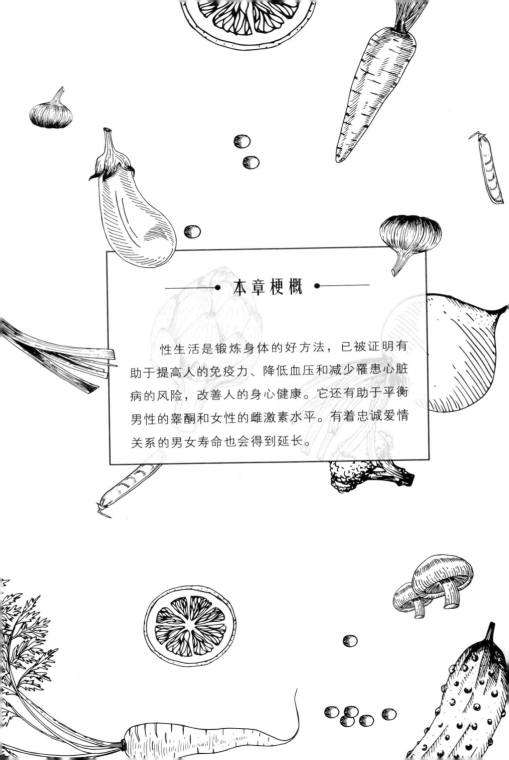

● 本章梗概 ●

　　性生活是锻炼身体的好方法，已被证明有助于提高人的免疫力、降低血压和减少罹患心脏病的风险，改善人的身心健康。它还有助于平衡男性的睾酮和女性的雌激素水平。有着忠诚爱情关系的男女寿命也会得到延长。

多进行性生活就可以和喷鼻剂说再见啦。根据可靠的家庭杂志《读者文摘》(Reader's Digest) 的一篇文章所述，"性生活是一种天然抗组胺药，有助于对抗花粉症和哮喘症状"。文章还引用了在威尔士进行的一项研究，文中写道："研究期间，不论哪一年，每周性生活进行 2 次或以上的男性死亡率比每月性生活少于 1 次的男性低50%……该研究的结论是，性生活越多越好。"[1]

在本书列举的所有有益身心的"陋习"中，性生活可谓是最简单的、最发自本能的自然行为。性令人产生愉悦感，有益健康，也是人类在地球上繁衍子嗣所必需的行为。

我们大多数人，不管对外怎么表态，但实际上都不会介意多来几次性生活。所以你可能根本不需要在本书中看到劝人进行性生活的文字。但本章中，笔者要告诉你更多享受性生活的理由，向你揭示不管多忙都要空出时间进行性生活的必要性。

首先，性生活对你的心脏大有好处。

一项研究发现，每周进行 2 次性生活的男性心血管疾病患病率比每月进行 1 次及以下性生活的男性低 45%。[2] 另一项研究发现，经常获得性高潮的男性全因死亡率比偶尔获得性高潮的男性低 50%。[3] 还有一项研究得出的结论是，通过正常性行为达到性高潮的男性高血压患病率较低。但这些数据并不包括喜欢观看网络成人视频自慰的人士。[4]

性生活当然不光只对男性有好处。对于女性，进行性生活可锻炼骨盆肌肉，有助于更好地控制膀胱，从而减少尿失禁的发生。据估计，30% 的女性在一生中曾患有尿失禁。

性生活对所有人来说都是一项很棒的身体活动。和其他身体活动一样，进行性生活能提高心率、增加肌肉量。但性生活又和跑步不同，我们很多人都很向往做这件事。在男女欢爱的过程中，男性每分钟消耗约 0.017 千焦的热量；女性每分钟消耗约 0.013 千焦的热量。总之，性生活产生的热量消耗不可忽略不计。[5]

进行性生活还能够增强人体免疫力。一项对 112 名美国大学生的研究发现，每周进行 3 次以上性生活的人，体内免疫球蛋白 A（IgA）

水平明显高于每周进行 2 次以下性生活的人，该物质是一种在免疫系统中起重要作用的抗体。（难怪从不生病的人都很外向开朗呢！）[6]

性生活有减轻男女身体疼痛的作用。2013 年的一项研究表明，性生活有助于防止头痛的发生。该发现颇具讽刺意味，因为一直以来，不进行性生活很经典的一个理由就是性生活会诱发可怕的头痛。[7]

在性生活进行的过程中，体内会释放出血清素、内啡肽等让人产生快感的激素，使人压力散去、得到满足。有人认为这有助于入睡。

大家都知道，性生活会增进人的整体幸福感。2004 年，经济学家们进行了一项调查，分析了来自 16 000 名美国成年人关于收入、性生活和幸福感的数据并得出结论：将性生活的频率从每月 1 次增至每周 1 次，可提高幸福感，这和收到 50 000 美元奖金的效果一样。[8]在另一项调查中发现，1000 名就业妇女毫不犹豫地将性视为能够带给她们幸福感的一项活动。[9]

所以，如果你生而为人的目标是享受生活，那就少把时间浪费在与人争论或杞人忧天上，多花点时间做些"有意思"的事情。

但和本书所讨论的所有"陋习"一样，进行性生活关键还是要适度，并且要以愉快的方式为之。如果强迫自己进行不愉快、不喜欢的性生活，就不会让人觉得快乐。卡内基梅隆大学的研究人员曾招募64对夫妇，要求其中一半的夫妇将性生活频率增加1倍。不出所料，这种强行增加性行为的方式并未带来更多的欢愉，那些被诱导进行更多性生活的参与者实际上并不快乐。[10]

笔者一再强调，"陋习"之所以能产生有益身心的效果，重点就在于可以用令自己舒服的方式做自己喜欢的事情。强迫自己做一些想当然觉得有趣的事，根本无趣可谈。

在流行文化中提到性，有一个话题经常不会引起太多的关注，但却具有种族繁衍进化的功能——生育。

对怀孕这件事，夫妇们经常分为两派：要么非常努力地想要成功受孕；要么非常努力地避孕。

一方面，避孕已成为制药公司的一个重要的产业。看电视的过程中，我们常见到推销宫内节育器（IUD）、避孕药或其他节育手段的广告。其中有很多都是要改造女性的生殖器官，这可能会对她们的健康造成长期的不利影响。

虽然节育手段的选择最好是因人制宜，但感情关系牢固的夫妇还是应该倾向于采用更自然的、侵入性和潜在毒性更小的方法。

另一方面，对那些真正想要孩子的夫妇来说，直到最近，那些所谓的专家给出的医嘱都让人如坠云里雾里，有时甚至完全就是错误的。当有些夫妇等待了很长时间才能怀孕时，他们就会认为他们可以停止避孕，并在一夜之间怀孕。事实上，每个月只有几天有可能受孕。有时，这就是一件需要花费时间的事，夫妇俩可能要试好久才能如愿。所以要有耐心。

很多人好多年都在避孕，结果想怀孕的时候又无法成功，只好把成千上万的钱都送给生育诊所。要成功怀孕，通常最好先尝试按正确的习惯调整饮食，多锻炼身体，减轻压力，多花一段时间进行性生活。

牛排与性，至生挚爱；偶尔为之，实属无奈。

——[美] 罗德尼·丹泽菲尔德

笔者要声明一点：本章内容毫无鼓励读者随意滥交的意思。有充分证据表明，夫妻性生活美满最能对人产生有利影响，其效果远远不止促进夫妻关系。纽约一家报纸曾直言不讳地写道："研究表明，单身比肥胖更要命。"[11,12]

一项对 127 545 名美国成年人的大型调查发现，已婚男性比单身、离婚或丧偶男性更健康、长寿。有人质疑这是不是健康男性结婚的可能性更大的结果，但事实恰恰相反：身体不健康的男性结婚的更多。婚姻的好处似乎不只是有人相伴这么简单，和亲友共同生活的人通常比独居者更健康，而已婚男人则更健康。此外，已婚男性也会从妻子那里得到宝贵的驾车建议。[13]

虽然性生活能促进健康，但重要的还是质量，并非次数。诚然，进行性生本身就有益健康，但如果能建立在爱情关系的基础上则更佳。所以，还是要找到一个爱你的和你爱的人，然后开始你的性生活吧。

正如老牌摇滚乐队"杰弗逊飞机"（Jefferson Airplane）的一句歌词唱的那样："要去寻找你的爱。"

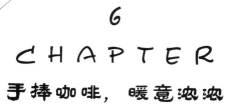

6
CHAPTER
手捧咖啡，暖意浓浓

一杯咖啡下肚，便知万物真理。

——[非]阿布德·阿尔·卡迪尔首长

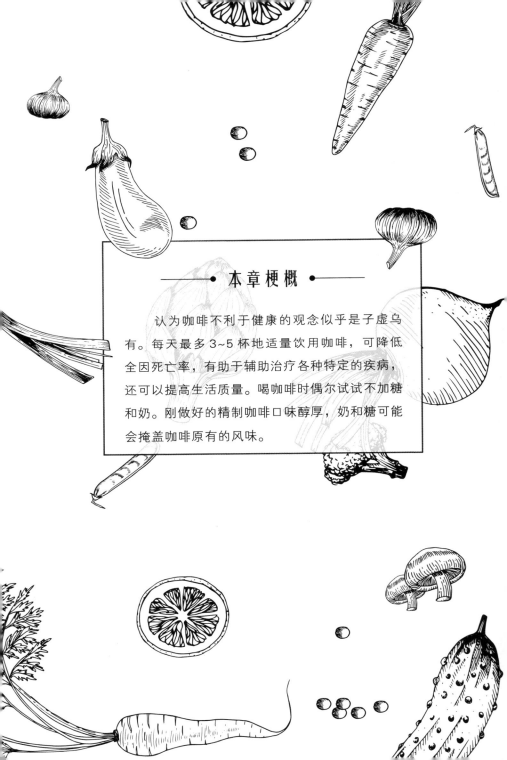

▶ 本章梗概 ◀

　　认为咖啡不利于健康的观念似乎是子虚乌有。每天最多 3~5 杯地适量饮用咖啡，可降低全因死亡率，有助于辅助治疗各种特定的疾病，还可以提高生活质量。喝咖啡时偶尔试试不加糖和奶。刚做好的精制咖啡口味醇厚，奶和糖可能会掩盖咖啡原有的风味。

相传，一位名叫卡尔迪（Kaldi）的游牧民在埃塞俄比亚山区放羊时，发现了一款改变了世界的饮料：咖啡。具体时间现已不可考。

准确地说，是他的山羊发现了咖啡。根据传说所述，他的山羊吃了生长在山腰上的一种表皮呈鲜红色的樱桃状浆果。山羊吃下这种浆果后，变得精力充沛，做起了一些完全不像山羊会做的事情——它们居然跳起了舞。那些鲜红的浆果正是现在价值数十亿美元的咖啡行业的原材料。

不管这则传说是真是假，公元前 10 世纪前后，埃塞俄比亚山区的人民确实会为获得提神效果吃这些浆果。后来，伊斯兰教苏菲派信徒通过干燥、脱壳和烘烤种子来提炼浆果优美风味的技术在整个阿拉伯地区传播开来。这些信徒在高呼上帝的名字时，会喝咖啡来集中精力。

今天，咖啡作为世界上交易量大的商品之一，在美国每天都会被卖出数百万杯。虽然"咖啡有碍生长发育"的声音不绝于耳，但它的真实性就和大多数加油站的咖啡的滋味一样。而且，许多负面看法都将咖啡错误地归为"有罪恶感"的享乐，这种认知只是其中的一项罢了。20 世纪七八十年代进行的一系列研究认为咖啡与癌症、心脏病的发病有关，但这些研究在方法上并未根据参与者的吸烟习惯等其他不健康的生活方式做调整。新研究不仅表明咖啡不会影响生长发育，甚至认为不喝才对健康不利。

比起本书提到的任何其他"不良"食品、饮品和生活方式，喝咖啡被归为"陋习"可以说是最冤枉的一个了。尽管它经常被列入不喝、少喝饮品的黑名单，但也有不少研究报告显示，每天适量喝三五杯咖啡能够促进心血管健康，降低脑卒中和帕金森病、阿尔茨海默病和 2 型糖尿病的发病风险，还能够降低全因死亡率。喝咖啡被认为有许多益处，爱喝咖啡人士真该带着那位游牧民的山羊一起欢快地跳舞。

美国心脏协会（American Heart Association）在 2014 年发表了一篇论文。研究人员对样本总数超过 127 万人的 36 项研究进行了系统评价，研究了长期饮用咖啡与引发心血管疾病风险之间的关系。研究发现，适度饮用咖啡的人罹患疾病的风险最低。[1] 过去的研究也得出了类似的结论，认为咖啡还能够降低脑卒中发病的可能性。[2] 即使过量饮用咖啡（一般定义为每天 5 杯以上），对身体产生的副作用也很小，甚至可以说没有。[3]

可以想象，如果咖啡是制药公司开发出来的一种新药的话，它不仅能带来数十亿美元的利润，而且其影响力之大也足以将"西力士""万艾可"等药挤出黄金时段广告之列。毕竟咖啡几乎没有什么已被证实的副作用，大家爱它还来不及呢。

那为什么咖啡有这么坏的名声呢?

原因可能是咖啡往往和一些令人讨厌的配料一起出现，这当中最常见的要数糖了。人们在谈论咖啡的益处时，不太会强调说是纯正的黑咖啡。黑咖啡一般不含热量，很多人喝的是含奶昔的饮料，根本就不是黑咖啡。在大型连锁店里卖得火的含糖咖啡饮料，平均分量的热量可能都超过 1.67 千焦了。即使不选择高糖咖啡，大多数咖啡还是可能带一些热量。平均分量的加奶、加糖咖啡含有约 0.50 千焦的热量；卡布奇诺则含有 0.41 千焦以上的热量。

除了上述这些不健康的配料外，喝咖啡通常还会和一些同样不健康的生活习惯一起出现，成为损害身体健康的"始作俑者"。比如熬夜突击工作、学习。有人还会靠咖啡来强行对抗宿醉以保持清醒，或靠它逼迫自己早起。

咖啡豆中具有神奇功效的成分是咖啡因，咖啡因是世界上使用较多的药物之一。咖啡因会干扰腺苷在人体内的作用。正常情况下，腺苷作为一种中枢神经系统抑制剂，通过减缓神经活动来促进睡眠、抑制兴奋；咖啡因被吸收进入我们的血液后，神经细胞中的腺苷受体会将咖啡因误认为是腺苷并与之结合，这便是咖啡会使我们产生美妙的"上头感"的原因所在。咖啡因还可以起到强效抗氧化剂、低热量天然大脑兴奋剂和降糖剂的作用，这有助于提高此饮料的功效。但是如果滥用咖啡因，这股本令人愉快的能量便可能反噬人体，引起焦虑和压力，血压也会暂时升高，这些都可能对我们的整体健康产生不利影响。

不过，所有这些副作用很容易就能规避。你可以避免喝含糖和热量的黑咖啡。虽说世界上很少有东西能比劣质黑咖啡的味道还差，但真正爱喝咖啡的人往往更喜欢黑咖啡。这是因为它具有高品质，是由人们精心采摘的阿拉比卡咖啡豆制成的，具有醇厚的香甜滋味。咖啡的味道根据培育咖啡豆的地区不同会产生明显的差别。而咖啡本身的味道几乎会被奶和糖完全掩盖。但话说回来，稍微加一点奶或糖也不会对咖啡的潜在益处产生多大影响。对于一些人来说，在黑咖啡中加一点奶喝起来更可口。精制的卡布奇诺咖啡也的确是无上佳品。

为避免使咖啡成为不良作息的帮凶，你不要把它当作一种补充能量的饮品。虽然咖啡产生提神效果的根本是咖啡因这样的药物，但这不应该是你将它当作在早晨使自己清醒的兴奋剂来使用的理由；相反，你应该视它为一道高级美味，满怀仪式感地高高兴兴地喝下它。回想一下咖啡背后的古老历史，怀着虔诚的心喝咖啡吧。一直以来，艺术家和科学家们常在咖啡馆里边享用咖啡边交流心得，你也应该利用咖啡来激发智力和创造力，不要仅把它当作维持精力、对抗压力的蠹物。早晨喝咖啡时，可以约两三个朋友同事一起，或者自己读读报纸、看看好书也挺不错。

除了咖啡，红茶、白茶和绿茶也有许多为大众认可的益处，我们接诊的好多病人都经常喝茶。本书没有专门写一章这方面的内容，这是因为除了历史上的波士顿倾茶事件外，没人觉得喝茶是一种"陋习"。另外，在美国独立战争之后，咖啡才是美国人首选的饮品。毕竟，在危险的西部之旅中，移民们宁愿在马车上多带咖啡，而不是茶，也不是更多的食物。正如前面所提及的，茶是一种非常健康的饮品。平均一杯茶中的咖啡因含量是一杯咖啡的三分之一左右；茶叶含有丰富的甲基黄嘌呤茶碱，该成分数十年来一直被用作支气管扩张剂和治疗哮喘的药物。所以不管喝茶是不是坏习惯，你都可以在享受茶的同时也喝咖啡，或者用茶来代替咖啡。

比起咖啡本身，早先那些对它的不良评价才是它让人产生不利于健康的印象的原因。前文也提到过，20世纪七八十年代那些认为咖啡会增加癌症、心脏病发病率的研究，在研究方法上存在很大问题。而且这些结论在后来的几十年里没有再出现过。近期规模更大的研究表明，实际情况恰恰相反。一项研究发现，喝咖啡与癌症发病率整体下降存在关联[4]；最近的几项统计研究发现，喝咖啡能够显著降低全因死亡率。[5]

此外，一些研究的结论即使不是完全令人费解，至少也是模棱两可的。新加坡华人健康研究（Singapore Chinese Health Study）是一项前瞻性队列研究。该研究招募了63 257名中国人参与，年龄在45~74岁，他们在1993—1998年在新加坡生活。数据显示，"与每天喝一杯咖啡的人相比，每周喝咖啡少于一杯或每天喝咖啡超过两杯的人，罹患高血压的风险明显较低"。就是说根据这项研究的结果，每天喝一杯咖啡的患有轻度高血压的病人，要想改善身体情况，不喝、多喝咖啡都行。[6]

2016年，世界卫生组织（WHO）下属的国际癌症研究机构（IARC）召集了一支由23名著名科学家组成的专家小组进行了相关研究，结果是"没有发现确凿证据证明喝咖啡具有致癌作用"，但他们注意到饮用任何较烫的饮品都"可能导致人们患食管癌"。[7] 该委员会在 1991 年曾宣布咖啡可能致癌，而这一结论是该委员会罕见的逆转。该小组专家们是在回顾了 1000 多项有关咖啡的研究后得出这个新结论的。

但不管怎么说，空腹喝咖啡有时会导致消化问题，特别是浓的黑咖啡，甚至是含少量奶和糖的咖啡也会让人有不好的反应。而且对于一部分人来说，白天晚一会儿再喝咖啡可能会更合适一些。常喝咖啡的人突然不喝时，也可能出现身体戒断症状，比如会产生严重的头痛症状等。

总而言之，对咖啡的研究结论表明咖啡对人体的作用利大于弊，它基本上就是一种对身体无害甚至有益健康的饮品。喝咖啡不会有碍生长发育，成年人适度地饮用无糖咖啡既会使心情愉快，对健康也颇有裨益。虽然我们不指望会有宣传咖啡益处的广告，但你可以跟医生聊聊咖啡，看看自己是否适合喝，毕竟这可是有据可循的。

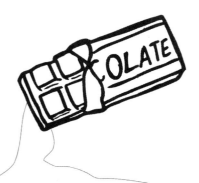

7
CHAPTER

浓情可可，爱意洋溢

你需要的只是爱，但不妨时不时来点巧克力。

——[美]查尔斯·舒尔茨

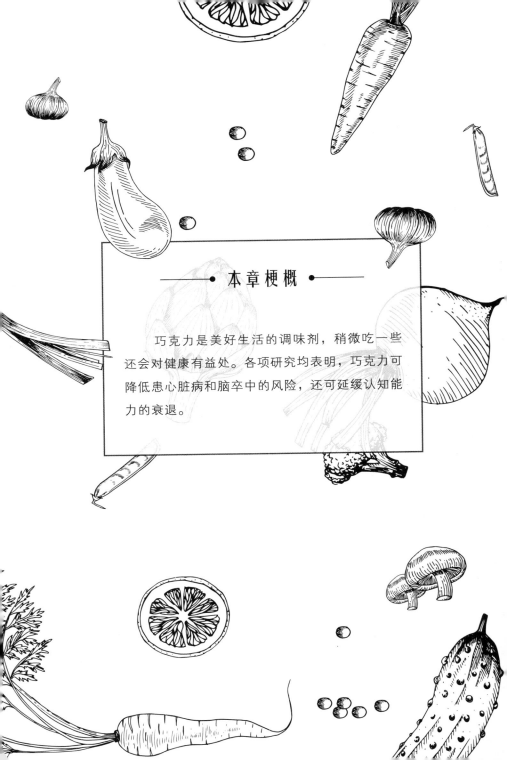

本章梗概

　　巧克力是美好生活的调味剂，稍微吃一些还会对健康有益处。各项研究均表明，巧克力可降低患心脏病和脑卒中的风险，还可延缓认知能力的衰退。

在古代，墨西哥原住民阿兹特克人认为巧克力是来自智慧之神羽蛇神的馈赠。这种美味的食物的原材料是可可树的果实——可可豆。最早在几千年前中美洲居民用它制作发酵饮料。

16世纪的欧洲殖民者十分喜爱这份"神明的馈赠"。他们发现把可可豆与糖混合做成巧克力后会更美味。于是，甜味的巧克力成为欧洲文化的一部分。巧克力贸易虽然确实推动了经济的发展，但它也付出了相应的代价。那时欧洲人开始不加节制地摄入巧克力和糖，他们的牙齿腐烂了，健康状况每况愈下，巧克力最终还是担起了骂名。和人类文化中很多其他享受一样，吃巧克力成了需要怀着罪恶感进行的乐事，往往良心上的谴责要多于收获到的快乐。

值得庆幸的是，最近人们开始认识到巧克力对健康有益，它确实无愧于"神明的馈赠"之名。在2015年发表在《心脏》(*Heart*)杂志上的一项研究中，研究人员进行了一项综合分析，样本量在 15 万人以上。他们发现经常吃巧克力的人患脑卒中的风险降低了 21%，患心脏病的风险降低了 29%，死于心脏病的概率降低了 45%（虽然并不是所有的人都在这些情况下被研究过）。总的来说，就是参与者每天吃不超过 3.5 盎司（约 99.2 克）的巧克力对健康有益。

与大多数认为主要是黑巧克力才有益健康的研究不同，在上述这项综合分析中，很多参与者并不常吃黑巧克力。虽然研究人员声明该研究不能断定巧克力就是产生健康益处的唯一原因，但按文中说法："似乎没有任何证据表明，那些担心患心血管疾病风险的人不应该吃巧克力。"[1]

类似的结论也并非一家之言。2016 年，瑞典的研究人员对 67 640 名男性和女性进行了一项前瞻性研究，发现食用巧克力与降低心脏病的患病风险有关；[2] 2010 年，德国的一项对 19 357 名参与者的研究也发现，经常适量摄入巧克力的参与者患心脏病风险较低，部分原因是食用巧克力降低了他们的血压。[3] 除了降低心脏病发病率外，适量食用巧克力对健康的潜在益处还有很多。

多年以前，我们一直在呼吁人们为保持身体健康要减少糖分摄入，包括绝大多数的巧克力。那时，我们和大多数医疗专业人士都认为巧克力在本质上就是一种不健康的零食。不过后来我们发现，那些每天下午例行公事般享用巧克力的法国病人体重较轻，心血管状况通常也比很多美国病人好。于是我们逐渐明白，巧克力和红酒一样都是法国文化的一个组成部分，"法国悖论"的成因至少有部分可能与巧克力有关。

慢慢地，越来越多的病人出于改善健康的考虑，会适度食用黑巧克力。鉴于此，我们以及近期几项新研究的进行者得出了相同的结论：少量食用巧克力可能对健康有益。

除了降低患心脏病的风险外，吃少量巧克力还可以降低脑卒中的发病风险，降低血压，减缓认知能力衰退的速度，而且有可能降低阿尔茨海默病的患病率。

实际上，如果你忘记要吃巧克力，那很多其他事情大概也要开始遗忘了。在 2016 年发表于《阿尔茨海默病杂志》(*Journal of Alzheimer's Disease*)上的一项研究中，葡萄牙的研究人员发现，在大约 500 名年龄在 65 岁以上的参与者中，吃巧克力的那部分参与者比不吃巧克力的那部分参与者罹患认知衰退的风险要低 40%。[4]

哥伦比亚大学欧文医学中心的研究人员则进行了更进一步的研

究。2014年，他们招募了37名年龄在50~68岁的健康成年人，一部分参与者饮用的是为了进行实验而特制的饮品，可可黄烷醇含量较高；另一部分参与者饮用的饮品中该物质含量则较低。结果在记忆力测试中，前者的表现要优于后者。尽管实验的样本量很小，这些饮料也是为研究而特制的，但最后的结果仍能表明可可具有增强记忆力的潜在功效。这些中老年参与者虽然都只喝了3个月的可可饮料，但在记忆测试中的表现和比他们小了几十岁的年轻人差不多，比那些不喝可可饮料的人表现好了约25%。[5]

那么，美味的巧克力有益健康的原因何在?

巧克力含有极其丰富的抗氧化成分，如多酚和黄酮醇，尤其是黑巧克力。一项研究发现，可可粉中的抗氧化成分含量高于许多所谓的"超级水果"，比如蓝莓、蔓越莓和石榴。[6]巧克力像咖啡一样，富含甲基黄嘌呤，该物质蕴藏于可可碱、茶碱以及咖啡因中，这些物质都以略微不同的方式刺激我们的身体。不过，虽然巧克力中的可可碱类似于咖啡中的咖啡因，但吃巧克力不会像喝咖啡那样有一种精神为之一振的感觉。不管怎么说，巧克力确实为许多人带来了幸福感。

有人曾指出，人类长期以来一直在寻找含有甲基黄嘌呤的食物和饮料，至少在一定程度上是因为它们给我们带来的感觉。2013年，在《营养学》(*Nutrients*)杂志上有研究人员认为，人类在漫漫历史长河中一直都对巧克力保持着热爱直至现在，原因是巧克力对人的精神状态有着积极影响。

人类很可能坚持饮用任何含有影响精神状态成分的饮品。在它们的帮助下，日常生活能得到改善，比如有助于高效思考、探索、打猎……历史和人类学的研究也表明，人类一直在寻找不仅富含能量，而且有助于提升幸福感的食品和饮品。

该研究的作者得出结论，巧克力对提升幸福感的作用特别大，因为可可碱比咖啡因在这方面效果更好，而且通常不会有像咖啡因那样使人产生焦虑、失眠等的副作用。[7]

相较于牛奶巧克力，上述这些积极的效果在黑巧克力中体现得更明显。这是由于牛奶巧克力中的抗氧化成分较少，有效的可可含量也较少。白巧克力中上述两种成分就更少了，它虽然确实含有可可香精，但实际上甚至不能算是真正的巧克力。有很多的研究都支持黑巧克力有益健康的观点，因为它的糖分和脂肪含量都比牛奶巧克力少。

如果你打算在饮食中加入巧克力，那得先确保你体内的糖代谢功能不存在问题。因为大多数巧克力都含有糖分，这一点和纯可可不一样。此外，巧克力和本书中讨论的其他有益身心的"陋习"一样，仅在你想吃的时候再吃，在你打算清空蔬菜抽屉，把橱柜里的食物换成巧克力之前——请记住，水果和蔬菜无论如何都要比巧克力更健康。大多数研究认为巧克力有益健康，说的主要是黑巧克力；同样，我们现在谈巧克力的益处，主要还是高品质的黑巧克力，而不是大多数杂货店货架上兜售的杂七杂八的垃圾食品，这些低品质巧克力在万圣节期间一般销量都十分可观。乱吃巧克力是不健康的，因为巧克力含有大量的糖分和卡路里。抵挡不住甜蜜滋味的人到最后可能会患上 2 型糖尿病等疾病；糖分过高的饮食也会增加罹患阿尔茨海默病和脑卒中的风险。

但是对那些吃巧克力时能真正做到适度节制的人来说，巧克力会带来更多的裨益。笔者认为，吃巧克力的人不仅可以从中摄入有益身心的抗氧化成分，享受到某些健康的益处，而且在这个过程中，他们还能收获享受美食的快乐。

不过还是应该指出，许多包括医学在内的研究是由商界资助的，研究结果可能会向有利于商界的方向倾斜。巧克力的研究也不例外。因此，我们再次建议你应怀着合乎情理和审慎严谨的态度来看待本书的观点，同时不建议用巧克力代替新鲜水果和蔬菜。

不要捧着一碗糖果吃一整天，也不要在上下班途中因为心烦咀嚼加油站提供的糖。就像本书中提到的其他有益身心的"陋习"一样，最好把巧克力当成生活中的一种期待、一种乐趣和一种享受。可以边享用下午茶或咖啡边吃巧克力，或者把它当作晚餐后的小点心。如果条件允许的话，你可以尽情沉迷于手工制作或单一产地的巧克力，毕竟质量可比数量重要多了。记住，在享用巧克力时每一口都要用心去品尝——集中精力感受巧克力富含的风味，用舌头细细探究可可豆原本的滋味和丝滑的口感。如是，将巧克力对身心健康的诸般好处一言以蔽之，就是甜蜜。

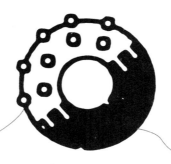

8

CHAPTER

甜美滋味，欲罢不能

关于食品标签，要记住最重要的一点是，远离那些带有标签的食品。

——[美]乔尔·福尔曼

● 本章梗概 ●

适量食用蜂蜜和枫糖浆对健康有好处，富含天然果糖的浆果等水果也是如此。加工过的糖类则对健康无益，但是偶然尝一下倒也无妨。哪怕在低糖汽水中，还是会有高果糖玉米糖浆和人工甜味剂，应多加甄别避免摄入。

20 世纪 80 年代初，哈利博士和妻子帕蒂有了第一个女儿，他们决定不给女儿喂糖吃，认为这样她一样可以长大成人。那时，博士刚从俄勒冈州波特兰的国立自然医学大学毕业，帕蒂则还在护校学习，马上就要正式成为一名护士。由于夫妇二人都从事医学相关行业，所以他们的健康意识较强。

他们的女儿伊拉娜（Ilana）平时的食物就是新鲜水果，她从不吃糖果、巧克力、冰淇淋等任何含糖的甜食。他们认为，在孩子幼时就避免摄入除天然糖类以外的糖，能使孩子在短期内处在一个更为健康的状态，从长远来看，以后孩子也不会变得过于喜爱甜食。

但是这个计划并不完全奏效。

在伊拉娜大约 4 岁的时候，一位世交在一次做客时带来一盒曲奇饼干，准备在晚餐后当甜点吃，因为他知道博士家里从来不会准备甜食。尽管伊拉娜平时接触甜食的机会非常有限，但那个盒子里的东西对她产生了致命的吸引力——就像荷马史诗《奥德赛》中海妖塞壬用美妙的歌喉迷惑着奥德修斯那般。

那天晚上开饭时，伊拉娜不见踪迹，博士夫妇叫她也没有得到她的回应。然后，他们听到食品储藏室传来老鼠偷食般窸窸窣窣的声响，在那儿藏着那盒圆盒子盛着的美味饼干。他们打开房门，发现伊拉娜正将头埋在饼干盒里忘我地偷吃，沉浸在甜美滋味之中，并未注意到外面的动静。

这件事证明了节制和忌口至少没能成功地帮他们的女儿抵制住甜食的诱惑。他们尽管使出了浑身解数，但还是敌不过女儿天生就是个甜食控。

伊拉娜在爱吃甜食上并不是一个人。这是大多数人的一个共同特征：天生就热衷于甜食，这和他们的背景、宗教和种族都无关。

达尔文进化论认为古往今来，包括我们的祖先，都在积极地寻找糖。毕竟，在地球上，人类婴儿最天然的食品——母乳，也是甜味的。纵观整部人类历史，糖长期以来都比较稀少，它是食物中一种重要的能量存在形式。但如果人体血液中糖分超标，过量的部分就会经由肝脏转化为糖原和脂肪酸。糖转化为脂肪的能力在人类依靠狩猎和采集为生的时代可能是有利的，因为那时的人类需要在体内储存大量的脂肪，才能熬过食物短缺的时期。

随着农业大规模的发展和文明的兴盛，淀粉的产量变得更为充足。摩西带领以色列人脱离埃及奴隶制的苦海，许诺要把他们带到满是牛奶和蜂蜜的土地上。这样说是因为蜂蜜是远古时代可以获得的最甜的食物。那时，人们对糖和能量的消耗比例仍相对平衡。再后来，新大陆的大型糖料种植园有能力大量出产纯糖，人们对甜食的共同需求反倒开始引发一些问题。不幸的是，人类对糖的需求没有因为糖供应量的增加而有丝毫减弱。

到了今天，杂货店的货架上摆满了含糖的食品——糖果、蛋糕、汽水、橙汁和很多其他所谓的健康饮料。由于人们对甜食的欲望可谓是一种根深蒂固的本能，往往就会鬼使神差般地促使我们伸手去拿那些蛋糕，喝那些饮料，然后狼吞虎咽地吃那些糖果。也有很多人将人们对甜食的渴望与瘾君子的毒瘾作了类比，而且事实上，糖分作用于人体就像药物成瘾一样，会在大脑中释放多巴胺从而引起强烈的快感，让人无法自拔。

万幸的是，吃甜食也有好的一面。

在本章中，我们要讨论的是如何通过摄入少量诸如水果、浆果、蜂蜜和枫糖浆之类的甜味健康食品以及适量纯蔗糖来正确引导，而不是站在对立面去抑制人们这种喜爱甜食的天性。这里不包括那些用化学物质勾兑成甜味的东西。这样一来，吃甜食就能有益健康，不必再忍痛对抗。

冬末和初春时节，笔者一家常在屋外从枫树里收集树汁。这是新英格兰地区的传统，最早由美洲土著部落开始。当时，他们发现枫树树汁浓缩后可以制成甜美可口的糖浆。

要做出最好的枫糖浆，必须将树汁煮沸很长时间，等其呈深金色并具有糖浆的黏稠度为宜。要是煮得太久它就会变硬，变成枫糖或者全部蒸发掉。

此外，要做出健康美味的枫糖浆是有一定危险的。有时烧煮时长没算对，糖浆就会变得很稀。有一次，笔者忘记看锅，结果煮得太久，锅里的液体全蒸干了，锅的底部开始在户外的烤架上烧了起来，冒出滚滚黑烟。好在家人及时发现才没有酿成大祸。

制作枫糖浆的过程尽管困难重重，但仍旧是值得一试的经历。成功自制的枫糖浆口味香甜醇美，比笔者一家以前品尝过的任何一种成品枫糖浆都要好。而且，自己做出来的东西，吃着也很健康。

纯正的食用枫糖浆的血糖指数较低。这样的枫糖浆可不是很多餐馆和小店淋在煎饼上的那种含糖的、多水的、合成的假货。血糖生成指数取决于某样食品引起血糖升高的速度。枫糖浆的血糖生成指数约为 54，蔗糖约为 65。

此外，枫糖浆和浆果、红酒、绿茶、亚麻籽、全谷物及其他健康食品一样，含有丰富的抗氧化成分，是嗜甜人士的福音。2011 年，罗德岛大学的纳文德拉·塞拉姆（Navindra Seeram）博士的研究团队在实验中发现，枫糖浆含有的有益健康的成分比前人测出的还多，其中多酚可能会对将碳水化合物催化为糖的酶起到抑制作用，由此可有助于对抗 2 型糖尿病。[1]

塞拉姆博士团队进行的其他研究表明，枫糖浆还有助于平衡肠道内益生菌，保护肠道健康，从而预防肠易激综合征和慢性炎症。上述两种疾病可能引发痴呆等疾病。此外，在保护大脑健康和延缓认知衰退方面，枫糖浆可能具有与红酒类似的功效。[2]

枫糖浆含有丰富的维生素和人体所需的微量元素，包括锌、锰、钾和钙。锌有助于维持人体白细胞处于较高水平；锰有助于代谢脂肪和碳水化合物、吸收钙质、调节血糖和其他一些大脑和神经方面的功能。

常言道："自己砍柴，双倍温暖。"一次是当你费力砍它的时候，在劳动的过程中由衷感到喜悦；还有一次是烧柴生火时，你可以心安理得地享受劳动果实时的惬意。自制枫糖浆也是一样的道理——冬日，呼吸着寒冷的新鲜空气，享受着从枫叶中取汁时的那份乐趣；再有就是品尝淋上自制枫糖浆的新磨全谷物制成的薄煎饼时的那份甜蜜。

枫糖浆不是唯一的甜品，蜂蜜一直是人们的最佳选择，具有减肥、改善过敏和抗菌的功效。蜂蜜和枫糖浆一样，富含抗氧化成分，多酚含量也较高，在预防心血管疾病和癌症等退行性疾病方面有一定作用。圣地亚哥州立大学的一项研究发现，用蜂蜜代替糖可使老鼠血糖降低、体重减轻。[3]另一项研究发现，生的蜂蜜可激活抑制女性食欲的激素。[4]

在 2013 年的一项研究中，一部分参与者被要求每日食用较高分量的蜂蜜（每 1 千克体重每天 1 克蜂蜜）。8 周过后，他们的过敏症状都得到了减轻。[5]有人认为本土未经过滤的生蜂蜜在对抗过敏方面特别有效，也确有许多相关的传闻说病人在吃完当地的蜂蜜后，过敏症状得到了缓解。

蜂蜜除了上述益处外，还具有强大的抗菌能力，自古就被用来处理伤口。近期的研究表明，这种古老的治疗方法是有效的，对一些耐药菌也有抵抗能力。[6,7]

蜂蜜和枫糖浆于健康有益，那么糖又如何呢?

对大多数人来说，少量摄入源于天然产物的糖对人体是有好处的。水果之所以味甜，就是因为含有天然果糖，没有糖尿病的人每天吃一点水果是有利无害的。然而，人们生活中常说的糖，一般指蔗糖，会在冰淇淋等食品中大量添加，有别于苹果等水果中的果糖。我们又该如何正确地摄入蔗糖呢? 答案还是适度节制，并且以纯正原榨蔗糖为宜。

不要吃添加高果糖玉米糖浆（一种以玉米为原料的甜味剂，20世纪 70 年代开始在工业化食品生产中被广泛使用）的食品，要吃就吃甘蔗制成的纯蔗糖。如果你真的想将健康贯彻到底的话，索性去菜市场买几根甘蔗啃着吃。

摄入大量高果糖玉米糖浆和精制糖会严重影响健康，导致体重增加并提高一系列并发症的发病率，如糖尿病和心脏病。正如我们在前文提到的，糖分过高的饮食可能会增加罹患阿尔茨海默病和脑卒中的风险。但是，完全不摄入糖分，用其他非天然的甜味剂来代替的行为也是不明智的。喝用人造甜味剂代替糖的无糖汽水反而得不偿失。

美国得克萨斯大学圣安东尼奥健康科学中心医学系的一名研究员莎伦·P.福勒（Sharon P. Fowler）在多项研究中发现，无糖汽水的摄入与体重增加之间存在联系。2008年，莎伦对3682名成年人进行了研究，发现平时有喝无糖汽水习惯的人更容易发胖。[8]2015年，她对749名年龄在65岁以上的成年人进行了研究，排除运动和吸烟等因素，发现不论是偶尔还是有规律地饮用无糖汽水的人，其发胖概率是不喝无糖汽水的人的3倍。[9]虽然汽水行业对这些结论一直不买账，但喝无糖汽水的人的情况与这些结论完全吻合。其实，偶尔喝一点无糖汽水，哪怕是普通汽水都没有什么太大的害处，而且在气泡水或矿泉水中掺一点柠檬或酸橙汁也许是更好的选择。因为，在冷水中加入一点柠檬或酸橙汁会比你想象的更能提神醒脑。实在嫌麻烦的话，索性就喝新鲜的凉白开吧，对健康有百利而无一害。

这里提一条让人难以置信的好消息。《预防》（Prevention）杂志刊登的一篇饮食报道说："每天减肥和吃冰淇淋可以同时进行，并不冲突。要点就在于适可而止。一天中的其他时间段都要保证健康饮食。节食期间，女性每天最多吃一杯冰淇淋；男性每天最多吃一杯半冰淇淋。"[10]

虽然我们对每天都能吃冰淇淋的论调持怀疑态度，但彻底节食可能也太过艰难了，有时甚至是不现实的。因此，建议尽可能用掺有蜂蜜、枫糖浆或蔗糖之类的食品充作日常甜食摄入，如果不行也请摄入纯糖，而不是人造甜味剂。不要做自己骗自己的事，要坦然承认绝大多数人时不时都要吃糖的事实，所以我们在吃糖这件事上，最好是尽量限制，不必彻底戒糖。

与其完全克制人们爱吃甜食的天性，何不退而求其次，用蜂蜜和枫糖浆来满足我们对甜食的渴望。当然，偶尔吃一点纯正、美味、能提供能量的糖也无妨。

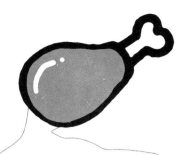

9

CHAPTER

汁香肉肥，朵颐介怀

低脂运动之于营养主义是最高的检
验标准，而现在看来是明显的失败。

——[美] 迈克尔·波伦《为食物辩护》

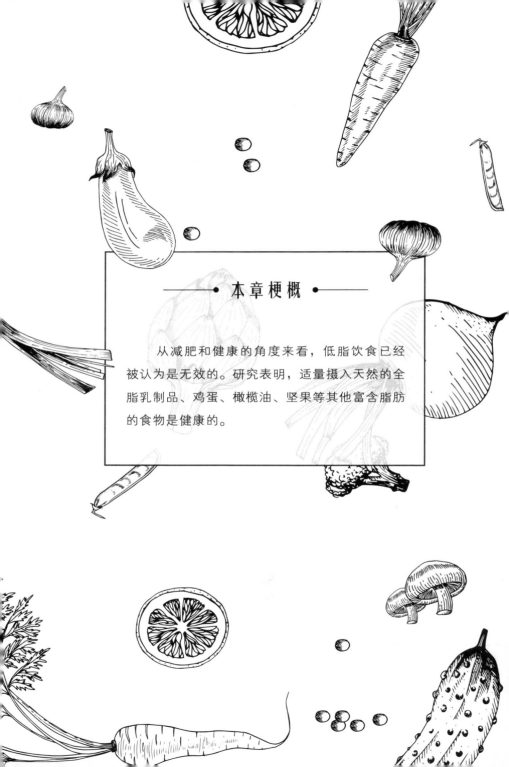

● 本章梗概 ●

从减肥和健康的角度来看，低脂饮食已经被认为是无效的。研究表明，适量摄入天然的全脂乳制品、鸡蛋、橄榄油、坚果等其他富含脂肪的食物是健康的。

在动荡的 20 世纪 60 年代，抵制脂肪摄入的战争打响了。初时，美国心脏协会开始推荐低饱和脂肪酸和低胆固醇的动物食品。随着美国参与的越南战争日趋激烈、嬉皮士反主流文化逐渐兴起，整个美国社会都发生了不可逆转的改变，连带着一日三餐的餐桌文化也发生了戏剧化的转变。

脂肪成为破坏人体健康的头号宿敌。健康食品是指纯天然的、富含维生素和其他营养物质的食品，不含那些名字念着拗口的添加物质。脂肪虽也源于自然，却被冠以"肥油"的蔑称，在商店货架上根本无迹可循，永远和健康饮食无缘。

市面上，经过巴氏灭菌和均质化的全脂奶已逐渐被稀薄寡淡的脱脂奶所代替；富含益生菌和有益细菌的全脂酸奶也近乎绝迹。鸡蛋也差不多被打入冷宫，尤其是蛋黄，这一度引发了"鸡蛋危机"。

在这场没有硝烟的战争中，从一开始就牺牲了食品的口味。公众被告知，这对改善身体健康是有必要的。于是，一代又一代的人们被教育要避免脂肪摄入，这有着减轻体重、降低血压、减小患心脏病概率等好处。不过，这些论调终究都没能经受住科学研究的考验。经证明，抵制脂肪的原因和很多现实中的战争形成的原因一样，都是假的。

早在 2001 年，哈佛大学陈曾熙公共卫生学院的一支著名营养科学家团队在一篇论文中写道："现在，人们逐渐认识到，低脂运动不仅没有什么科学依据，还可能对健康造成一些意想不到的后果……在公众眼里，'脂肪摄入'和肥胖、心脏病已经画上了等号，而'低脂肪''无脂肪'则是'心脏健康'的代名词。几乎很少有研究发现低脂饮食与心脏病发病率降低之间存在关联，反而很多研究都认为两者根本无关。"此外，文中还提到，"高胆固醇饮食与心脏病之间几乎没有或没有关联，并且鲜有证据表明大量食用鸡蛋与罹患冠心病风险增加有关。"[1]

此后，上述结论得到了进一步的发展，正如我们所知道的一样，有越来越多的证据表明低脂饮食并不健康，这正好和外界长期的误导相反。2017 年，医学界颇负盛名的期刊之一的《柳叶刀》刊登了一项研究。被测者是来自 18 个国家的 135 335 名年龄在 35~70 岁的中老年人。结果表明，杜绝脂肪摄入并没有对减轻体重产生决定性的影响。曾为拳击手的乔治·福尔曼（George Foreman）也认为脂肪摄入并非洪水猛兽。研究发现，那些摄入更多脂肪的人的死亡风险反而显著降低。该研究的作者之一、安大略省麦克马斯特大学的流行病学家安德鲁·门特（Andrew Mente）在接受《纽约时报》采访时说道："目前，脂肪摄入指南通常都建议减少饱和脂肪的摄入量，有些甚至会给出一个极低的数值。我们在研究中，给到参与者的脂肪摄入量是按最低值执行的，结果表明这可能对健康有害。" [2]

相较于碳水化合物摄入量最低的人，碳水化合物摄入量最高的人的死亡风险增加了 28%。同时，脂肪摄入量最高的人平均每天摄入热量的 35.3% 来自脂肪，脂肪摄入量最低的人平均每天摄入热量的 10.6% 来自脂肪。前者比后者死亡风险低了 23%。[3]

哈佛大学陈曾熙公共卫生学院目前建议："与过去倡导的低脂饮食相反，较新的研究表明适量的脂肪摄入对人体健康必不可少，甚有益处。"现代的研究表明"从脂肪中摄入的热量与任何重大疾病及健康问题都无关，包括癌症、心脏病发作和体重增加" [4]。

多年来，笔者和同事们注意到，遵循更为天然、原始饮食习惯的人，在年岁增长的过程中更为从容自得，大部分人也维持着健康的体重。他们的膳食中包含大量发酵的益生菌食品，以及源于牧场的黄油、牛奶、奶酪和鸡蛋。研究证明，除非医生根据情况特地开出低脂饮食，否则稍微多喝些全脂牛奶、生奶、全脂酸奶和多吃些散养鸡的鸡蛋等以前被认为脂肪含量过多的食品是没什么关系的，大可不必怀有罪恶感。

如今，有关抵制摄入脂肪的战争已经结束，但你在逛食品店和阅读很多饮食书籍的时候并没有感觉到"战争"的结束。

最近一次去食品店时，笔者发现很难找到普通的全脂酸奶。但是却能看到很多脱脂产品，如脱脂饼干、松饼、牛奶、奶酪、黄油和奶油。此外，还看到一些其他奇怪的脱脂代餐食品，甚至还有代餐食品——素火鸡堡，你吃过吗？

特别具有讽刺意味的是，所有这些无脂食品在减轻体重方面收效甚微。自20世纪60年代始，低脂饮食在美国风靡一时，但美国男性的平均体重却从166磅（约75.3千克）增加到195磅（约88.5千克）；美国女性的平均体重从20世纪60年代的140磅（约63.5千克）左右增加到了2010年的166磅（约75.3千克）。[5]

美国男性和女性的平均身高在这段时间内都略增了一些，这是体重增加的部分原因，并非全部原因。这当中的罪魁祸首更有可能便是无脂产品。因为在无脂饮食风行的时期中，人们在饮食中摄入的脂肪占比从 45% 下降至 33%。[6]

而且，无脂饮食所导致的不良后果还不止人们体重不断上升。2016 年《美国临床营养学杂志》(*The American Journal of Clinical Nutrition*) 刊登了一项对 18 438 名妇女进行的研究，发现食用脂肪含量最高的乳制品的人，其超重或肥胖的风险比平均水平低 8%。[7]

这些研究结果的确切原因尚且不明。可能是由于摄入脂肪容易产生饱腹感，所以当人们从饮食中断绝脂肪摄入后，会无意中摄入额外的糖或碳水化合物来填补空缺，反而对于减肥无益。无论怎么说，反对无脂饮食的证据几乎和我们的实际体重一样让人无法抗拒。

这并不意味着你应该忽视所有的避免脂肪摄入的想法，也不要放纵地吃大份的奶昔和加了大量蛋黄酱的汉堡等高热量食品。虽然在社交媒体上确有高脂饮食风尚且备受一些人的追捧，但其实这样的饮食习惯容易导致体重增加、影响身体健康，尤其有些人还不是完全按照要求去做。但这并不意味着你不必再在食品店里特意寻找低脂食品，开始饮用全脂牛奶和酸奶了。根据最近的研究，你吃鸡蛋也没有太大健康问题。

脂肪是人体必需的一种营养，可帮助人体吸收脂溶性维生素 A、D、E 和 K 等。维生素 D 对骨骼健康、心脏健康和免疫系统至关重要。维生素 D 的缺乏会导致炎性肠病，如结肠炎和克罗恩病。维生素 A 则对于保持良好的视力、骨骼的健康生长、皮肤健康和生殖能力很重要，还有助于改善免疫系统。维生素 E 也有类似的作用。维生素 K 不仅在血液凝结中起重要作用，而且还有助于预防心脏病，同时具有促进骨骼生长的作用。所以说，脂肪的摄入不光只是会让人产生罪恶感的纵欲行为，也是健康饮食的一个重要组成部分。

全脂乳制品也是钙和蛋白质的来源，尤以经过检验和认证的生乳制品为佳。尽管脱脂牛奶和全脂牛奶相比，所含营养成分相同且热量更低，但证据表明，喝全脂牛奶、吃全脂乳制品的人比喝脱脂牛奶、吃低脂乳制品的人更健康。一项对 3333 名成年人的研究发现，血液中全脂乳制品营养物质水平较高的人罹患糖尿病的风险较均值低了46%。[8]

此外，未经过巴氏消毒或煮沸处理的生乳含有更多的营养、保护酶和益生菌。对德国、奥地利和瑞士 8000 多名儿童进行的一项研究表明，生乳可减少哮喘和过敏症的发生。[9] 研究人员在位于印第安纳州的阿米什儿童当中也发现了类似的结果。[10]

笔者一家人几乎只喝"农夫埃德"出产的手挤生乳。笔者住在山顶的一间木屋里，沿着一条路走就能到这家奶牛场。即便冬天漫长而寒冷，只要有这奶香浓郁、滋味鲜美的天然牛乳相伴，我们也一样能健康快乐地度过。

奶酪和牛奶一样，脱脂往往就意味着很多有益健康的成分也随之而去。所以，有些从外国进口的生乳奶酪就尤为健康了。

全脂酸奶是益生菌的一个特别重要的来源，活性益生菌有助于增强免疫系统并使肠道保持健康。那我们好几年不能吃的美味鸡蛋呢？事实证明，鸡蛋所含的胆固醇不仅与高血脂、心脏病无关，蛋黄还是重要的脂溶性维生素的极佳来源。这当中尤以散养鸡的鸡蛋为佳。

爱尔兰政府甚至也大力推广牧草喂养的奶牛所出产的美味黄油。所以很幸运，现在全世界的超市里都可以买得到。

除乳制品外，你下次购物时不妨考虑富含脂肪的健康食品。鱼类、坚果和瓜子等富含 ω-3 不饱和脂肪酸，均为健康食品。这些食品有助于抑制血脂（甘油三酯）升高、减轻关节炎引起的关节僵硬和疼痛，并有可能降低抑郁症患者的抑郁水平。此外，还有助于婴儿视觉和神经系统的发育、延缓阿尔茨海默病的发作和增强哮喘患者的肺功能。ω-3不饱和脂肪酸存在于鱼类当中，尤以沙丁鱼、野生三文鱼（家养则较次）和凤尾鱼为最；另外，它还存在于坚果和瓜子等美食中，在核桃中的含量尤高。

意大利长寿者密度最高的地区的人们往往喜爱在户外活动，他们有亲密、稳定的家庭和社会关系，平时会吃迷迭香这类的新鲜草药和大量凤尾鱼等鱼类。坚果尽管热量很高，在我们抵制肥胖的饮食文化中常被打入冷宫，但它们是营养和纤维的绝佳来源。有大量研究表明，坚果可改善心脏健康，并且能够减少因心脏病和其他原因死亡的风险。

高脂食品对健康的巨大益处比比皆是。鲜榨的特级初榨橄榄油是地中海饮食中重要的组成部分，世界上一些最健康、寿命最长的人的饮食中都少不了它。牛油果的脂肪含量虽然很高，但其含有多种维生素和矿物质，有助于我们的身体保持良好的胆固醇水平。牛油果对视力的改善也颇有裨益。椰子和椰子油所含的脂肪成分不仅味美，而且多年来一直滋养土著人民的发质和肤质。

对低脂饮食的狂热追捧促使人们只吃白肉和瘦肉，但这便错过了动物身上很多有益健康的部位。大多数国家的饮食文化都接受食用鸡胗以及诸如肝脏之类的动物内脏，但是美国人往往不会碰这些富含维生素的器官类食品。肝脏和其他内脏富含大量蛋白质，食用后有助于铁质和多种维生素的吸收，包括所有维生素 B 族。动物内脏通常可在当地的市场里买到。以后在市场里买过水果和蔬菜后，如果你平时适当吃肉的话，不妨再买一些内脏回去吃。

好问的读者朋友大概会想：如果无脂饮食的效用已被证伪，既然脂肪摄入是有益健康的，那为什么这么多健康团体和组织都不跟民众分享这个消息？食品店和营养师怎么都没站出来？

这个问题笔者也不好说。

著名饮食作家迈克尔·波伦（Michael Pollan）在其名著《为食物辩护》（*In Defense of Food*）一书中也谈到了这个问题，文中写道："不管是政府还是公共卫生界，都没有任何一个管事的敢站出来说，'过去 30 年来我们一直在宣传脂肪和心脏病、癌症的联系，脂肪和肥胖的联系，不过现在看来那些不过都是谬误。对此我们愿诚恳地表达歉意'。"[11]

导致这种局面的原因，可能是无脂食品行业已成为食品界的一个重要组成部分，目前还没有足够的金钱支撑去改变这一现状。还有一些人认为，无脂食品可降低食品商的生产成本，因为从牛奶、酸奶和奶酪中抽离的脂肪可用于其他食品的制作。

如果上述看法就是实际情况，那也不足为奇，果然还是利益驱动决定了一切。

换言之，最初对脂肪的负面宣传可能本就不是什么医学界的无心之过，而是利益纠葛在捣鬼。2016 年，《美国医学会杂志》上的一篇论文揭露了制糖业在 20 世纪 60 年代是如何买通科学家，借科学家之口淡化了糖和心脏病之间的联系，让脂肪成为替罪羔羊的。这项研究详细地描述了糖业研究基金会（现称糖业协会）如何向 3 位哈佛大学的科学家"资助"了相当于现在约 50 000 美元价值的资金，使其得以在 1967 年发表一篇有关糖和脂肪与心脏病的关系的研究综述。该文章在当时颇具影响力，发表在《新英格兰医学杂志》（*The New England Journal of Medicine*）上。文章认为糖对于心脏健康方面并无大害，并将罪魁祸首嫁祸于脂肪。辟谣论文作者克里斯汀·卡恩斯（Cristin Kearns）、劳拉·施密特（Laura Schmidt）和斯坦顿·格兰斯（Stanton Glantz）表示："我们发现制糖业在 20 世纪六七十年代赞助了一项引发人们质疑蔗糖的危害的研究，同时给脂肪扣上了冠心病元凶的大帽。"[12]

1954 年，糖业研究基金会的主席发表演讲，认为如果说服美国人为健康而选择低脂饮食，那他们还是需要摄入其他东西来弥补这部分的空缺。这将会导致美国人均糖消耗量增加三分之一。

20 世纪 60 年代，报道里面开始出现这样一种说法：与其他碳水化合物相比，糖是食物中一种不太理想的热量来源。糖业研究基金会的副主席兼研究主管约翰·西克森（John Hickson）建议制糖业利用科学研究来证明自己，"这样，我们就有拿得上台面的研究数据来驳斥批评我们的人了"。

20 世纪 60 年代中期，西克森找到了前文提到的几位哈佛大学的科学家，包括营养学家 D. 马克·海格斯戴（D. Mark Hegsted）（此人后来成为美国农业部营养部门负责人，并于 1977 年参与了联邦政府首部饮食指南的起草工作）和哈佛大学营养学系主任弗雷德里克·J. 斯塔尔（Fredrick J. Stare）博士。当时，西克森和这几位科学家"讨论"了这项研究并审阅了论文的初稿。论文完成后，西克森表示自己对研究结果很满意。他写信给其中一位科学家说："我向您保证，这个结果就是我们想要的。"这篇发表在颇负盛名的《新英格兰医学杂志》上的论文，至今仍具有显著的影响力。

如果你认同笔者为全脂食品辩护的观点，那也请记住脂肪摄入的大前提仍是适度节制。对大多数人来说，坚持体育锻炼和以水果、蔬菜、坚果、瓜子为主的素食饮食才是最好的。要吃肉的话也要注意适度为宜，最好选择本地牧场饲养和出产的肉类。

另外提一句，我们要对鼓吹高脂食物、轻视其他食物的营养方案持审慎态度。健康专家和营养专家往往就好比同一条船上互相推搡的乘客。当所有人都站在一边，他们意识到快要翻船时，他们便会冲向另一边——永远都是两头倒、走极端。

现在，很多所谓的专家都从支持无脂饮食的一边倒向高脂、低碳水化合物饮食，至少比昔日的电视广告的夸张宣传来得真实。在这种趋势下，脂肪不再是危害健康的罪魁祸首，取而代之的反而是从前备受追捧的健康饮食。在下一章中，我们会介绍一种对大多数人都有健康益处的食物。它莫名地遭到了许多诋毁，其影响之大甚至左右了公众对它的认知。这种食物平常到你在别人面前都不一定好意思说出它的名字，最多轻轻地念道：面包。

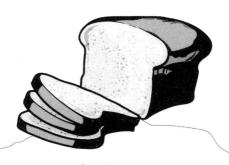

10
CHAPTER

香甜面包，你我同享

没有什么比面包更有益。

——[俄]陀思妥耶夫斯基

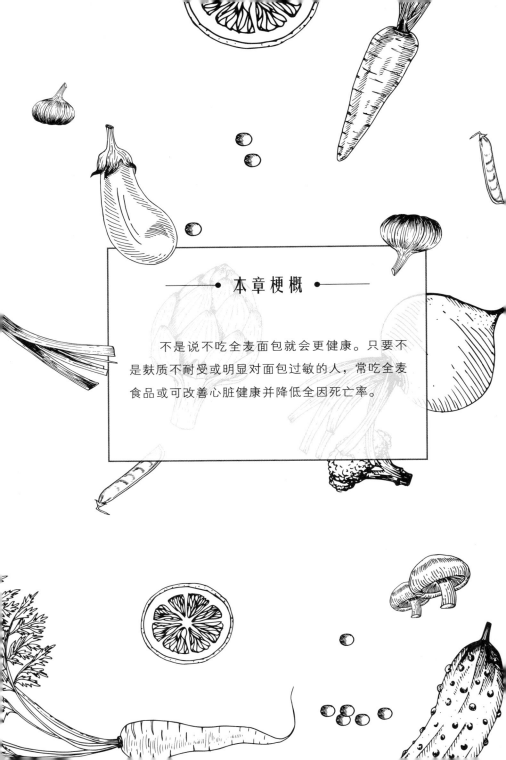

• 本章梗概 •

不是说不吃全麦面包就会更健康。只要不是麸质不耐受或明显对面包过敏的人，常吃全麦食品或可改善心脏健康并降低全因死亡率。

把吃面包当作生活陋习，放到 20 年前简直就是荒唐的。纵观历史，战争的爆发就是为了抢夺面包；革命的开展仍旧是因为粮食的短缺。与他人分享手中的面包不仅象征着友谊，还象征着和平与理解。如今，面包还是所有现代人类食品中最根本、最受喜爱的一种，父母会在饭盒中准备面包让孩子带到学校当午餐。不过时至今日，它却成为美国人最讨厌的食品之一。

面包从食品神坛跌落的原因可以追溯到一个简单的、显然是被诅咒的词：麸质。麸质是地球上被消耗较多的蛋白质之一，主要由麦谷蛋白和麦醇溶蛋白分子聚合而成。这些蛋白分子聚集在一起，形成一种化学键，被揉成面团后形成一层有弹性的膜，从而使面包有嚼劲。麸质已经取代脂肪成为当今饮食的全民公敌，体重增加、过敏、肠易激综合征等疾病的发生都被归结于麸质，就连在飞机场排长队也要让面包背黑锅（最后一点有些夸大其词）。

对于少数患有乳糜泻的人（不到美国人口的 1%）或其他一些严重的麸质不耐受或麸质过敏的人来说，麸质确实是危险物质，日常饮食应极力规避。但绝大多数人应该能吃得惯麸质。不过，麸质的某些副作用被夸大了，适量摄入麸质对大多数人是有益的。

面包是由新鲜磨碎的全谷物制成的，且能为人体提供维生素 E 和维生素 B 等营养物质，以及铁、镁、硒等矿物质。它还是膳食纤维的丰富来源，可以降低人体内有害胆固醇和低密度脂蛋白水平，从而逐渐改善心脏健康状况。

2017 年，哈佛大学医学院对 64 714 名女性和 45 303 名男性进行了研究，发现麸质摄入量最低的参与者罹患心脏病的可能性较平均水平高 15%。这项研究对吃面包的人群而言无疑是一剂强心针，它总结道："如果避免摄入麸质，那么健康的全麦食品就会吃得少，而这可能使罹患心血管疾病的风险升高。我们不应该鼓励在没有患乳糜泻的人群中推广无麸质饮食。"

这还不是全部，上述研究的作者指出，若是换一种角度来看该研究结果，还会发现不必要地避免摄入麸质的人数似乎正在增加，这点尤其令人不安。2009—2010 年，没有患乳糜泻的人群中只有 0.52% 的人完全没有麸质摄入；但在 2013—2014 年这一数字增加了 2 倍多，达到了 1.69%。[1]

证明面包有益健康的研究远不止这一个。2016 年，在《英国医药杂志》(*British Medical Journal*，现称《英国医学杂志》) 上发表的一项报告中，研究人员结合先前的 45 项研究得出结论：每天食用 90 克全麦食品的人相较于那些不食用小麦的人，全因死亡率低 17%。研究进一步证明了"全麦的摄入可降低冠心病、心血管疾病、癌症、全因死亡、呼吸系统疾病、传染病、糖尿病的患病率，甚至还包括上述疾病以外的所有非心血管原因和癌症原因引发的疾病"。并且得出结论："这些发现支撑了饮食指南中增加全麦摄入量的膳食建议，从而有助于减少罹患慢性病和发生过早死亡的风险。"[2]

2016 年的另一项对先前 14 项前瞻性研究的分析涉及了总计 786 076 名参与者，发现食用全麦食品最多的人相较于最少的人，全因死亡率和心血管致死率分别降低了 16% 和 18%。该研究还发现，全麦食品的摄入量每增加 16 克，人们死亡的风险就降低 7%。[3]

你可能会觉得全麦食品还不错。但我们大多数人经常吃的用高筋面粉做的面包又如何呢?

高筋面粉并不健康，但偶尔吃一点也无妨。比如，像比萨之类的美食就是用高筋面粉制成的，稍微享用几次反而能让人们心情愉快。另外，就拿比萨来说，上面淋的番茄酱富含番茄红素等效用极高的抗氧化成分。人们一般吃比萨还会佐以大蒜、洋葱、罗勒等香料，这些都有助于抵消高筋面粉的一些不良影响。

本书的宗旨之一就是希望读者朋友们学会享受生活（你可能也发现我们整章谈的都是快乐的重要性）。所以，把高筋面粉制成的诸如比萨、意大利面、三明治等美食当作零食吃一吃没有什么问题。事实上，意大利面、土豆等富含优质复合碳水化合物的食品已被证明有助于减轻体重，因为人们在食用这些食品后容易产生饱腹感，从而抑制对其他食品的食欲。[4]

话说回来，上述的很多食品如果能用优质全麦做成，一般情况下会更有益于健康。但问题在于，几十年来，在美国工业化生产中，面包的原料往往选用的是价廉、易生产和不易变质的高筋面粉，从而使全麦产品的质量大打折扣。

如果一个国家的面包嚼起来像面巾纸，又何谈强大？

——[美]朱莉娅·查尔德

尽管人类远在有历史可考的时期便开始食用全麦食品，但不管怎么说，后来的白面包确实是现代世界的一大发明。

史前人类懂得直接食用麦粒，这便是现在粮食的前身。到后来，他们学会了将麦粒压扁、捣碎成面粉，做成面团，然后用火烘烤便会硬化成面饼。再后来，他们大概是偶然发现在捣碎的麦粒中添加酵母，就能使面团发酵从而制成面包。

鉴于面包是一种可以长期保存的可靠食物，因此像美索不达米亚和埃及这类的早期文明都是建立在大规模种植小麦的基础之上的。小麦同时还是当今最受欢迎的饮品——啤酒的原料。

在工业革命开始之前，早期的美国人喜欢吃各种各样的全谷物面包。到 19 世纪初，人们为生产面粉发明了辊磨机，高筋面粉得以大量生产，从而改变了人类生产和食用小麦的方式。

小麦粒共有三个主要部分：麸皮，即麦粒的外皮，富含营养和大量纤维；胚芽，是小麦植物的胚胎，全麦面包的风味和香气皆来源于此；胚乳，胚芽的营养来源，占据了小麦粒的大部分。辊磨机问世前的数千年里，生产面粉的各种方法都无一例外地保留了麦粒的三个主要部分。但使用辊磨机生产出来的面粉，胚乳的分量减少，胚芽和麸皮更是完全被剔除在外。用这样的高筋面粉做出来的面包营养少、口感差，大部分有益健康的特性都不复存在了。但与全麦面包相比，白面包油脂含量更低，保质期更长。

白面包由于其质地均匀、保质期长，变得更受人们欢迎，从而成为西方饮食中的支柱。20世纪以来，面包的生产工艺更趋于工业化并投入工厂生产，人们在其中添加了更多麸质以提高其弹性和质地的均匀性。

现在的面包一般比较白，虽然添加了很多麸质，但总体营养别说和我们祖先吃的面包相比，在很多情况下连祖辈那会儿的面包都比不上。美国目前生产的面粉中，只有约6%是由全麦制成的，这当中有的到底是不是真的全麦面粉还要打上问号。费里斯·雅布拉（Ferris Jabra）在《纽约时报》中指出，许多所谓的全麦产品仍都是由精加工小麦制成的，只不过另外添加了油脂性胚芽和麸皮。消费者所购买到的最终产品的实际营养成分尚且不明，如何在不影响品质和牺牲保质期的前提下将胚芽添加回去是一个问题。

加利福尼亚奥克兰儿童医院研究所的营养学家戴维·基利拉（David Killilea）认为，在工厂生产过程中，胚芽经过蒸煮和伽马射线辐射后，可能已经失活。[5]

现代农业生产的小麦和古时的完全不同，其中有益健康的成分可能也较少。因此，培植像单粒小麦、二粒小麦和斯佩尔特小麦等古老品种是值得的。

一些理论认为，转基因小麦和面包生产方式的变化是麸质不耐症增加的原因。不过这一观点尚有争议。虽然有些人确实对麸质过敏，但把有些不良反应归咎于麸质可能是错误的。2011 年《美国胃肠病学杂志》发表了一项对 34 位肠易激综合征患者进行的研究。一部分参与者被要求食用无麸质的点心，其余的人则食用含有麸质的点心。由于这是一项双盲实验，参与者和研究人员都不知道哪些点心含有麸质。结果，多数吃了含麸质点心的参与者产生了肠易激综合征症状，而多数吃了无麸质点心的参与者则没有感到不适。[6]

这项研究被广泛认为是非乳糜泻性麸质不耐受的证据。但和很多其他研究一样，我们不能太快地仅从表面结果得出结论。在后续研究中，同一批研究人员发现麸质可能并不是导致肠易激综合征的主要原因，问题反而是出在名为"低短链碳水化合物"的食物上，包括可发酵低聚糖、双糖、单糖和多元醇，它们的英语单词都十分拗口、冗长。低短链碳水化合物包含了大多数的碳水化合物，包括高果糖食品，如苹果、牛奶、冰淇淋、大蒜和洋葱等。在另外一项研究中，研究人员对 37 名因摄入含麸质的点心而感到不适的参与者进行了研究。当把麸质和低短链碳水化合物从他们的饮食中去除时，他们的不适症状便消失，当将麸质再次加回饮食后，他们的不适症状未复发。[7]

笔者发现，有些人在避免小麦、乳制品或糖分的摄入后的确感觉身体变好了。简单地说，这些人确实应该在大多数时间里不吃这些东西。其他人则可以考虑根据需要自己动手磨面粉，这是更为健康的做法。好的做法是不要一直只吃现代小麦，做不同的食品要用不同的原材料。比如，硬粒小麦非常适合做面食，而黑麦则适合做质地厚重的面包。同样，麸质过敏人群如果从未被诊断出患有乳糜泻，可能会喜欢上单粒小麦之类的古代品种做成的食品，并且不会存在不耐受的问题。

一个夏日，笔者和朋友在纽约曼哈顿的东哈莱姆的"前街纽约比萨餐厅"享用着比萨。这种典型的纽约派口感焦脆，每一口都是天堂般的享受。尽管比萨的面团是用高筋面粉做的，但在制作方法上保留了一些传统工艺，松脆程度和嚼劲都刚刚好。当然，做比萨自然还少不了可口且营养丰富、富含番茄红素的番茄酱。

在纽约市区离笔者所在的派克大街办公室不远处的大中央车站附近，有一家北欧风味的美食大排档卖黑麦面包。大排档老板是哥本哈根的饮食界传奇——诺玛餐厅的创始人克劳斯·迈耶（Claus Meyer）。《纽约时报》称其为"面包的布道者"。他在接受《纽约时报》采访时说道："黑麦面包在丹麦的地位就像法国的红酒和意大利的橄榄油一样。面包不仅是食物，还是我们的历史、我们的文化、我们的农业的标志。"[8]

品尝着大排档卖的黑麦面包，可以感受到它发展至今的历史以及传承至未来的始终如一。这种黑麦面包色泽暗沉、质地厚重、嚼劲十足，我们大多数人都不曾在其他面包中品尝过其蕴含的独特口味，但它应该在我们的饮食中被熟知。

得益于美国的"土食者"运动，全国各地的精品面包品牌都在生产纯正的全麦面包了。全麦面包不仅比白面包营养更丰富，味道也好得多。如果你家附近找不到靠谱的面包店，那么自己动手也是不错的选择。在埃里克的成长过程中，我们的房间总是充满了全麦面包的芳香。我们会自己动手做全麦意大利面，以及其他全麦食物，如饼干、华夫饼和薄煎饼等，所有的这些食物都是我们自己用厨房里那台小型研磨机磨出的面粉做的。

我们自制的面包十分蓬松，外皮酥脆、内里柔软。自制的意大利面也和在其他任何地方能买到的一样好。煎饼也做得特别棒，让人再也不想吃高筋面粉做的普通煎饼。

如果你吃不惯全麦和全谷物食品，那最好还是多尝试别的食物。全麦和精白面粉的差别就像精酿啤酒和淡啤酒。淡啤酒更易于入口，味道比较轻，因此不太容易让人讨厌，但是一旦你爱上印度艾尔啤酒、酸啤、黑啤等精酿啤酒，就很难再喝回味淡如水的淡啤酒了。

试着去面包房自己磨谷物，或者从当地的有机供应商那里获得新鲜的谷物。更好的方法是，如前所述，根据需要自己动手，从头开始磨面、烤面包。如果条件不允许只能买，那也要坚持选择100%全谷物的食品。

参观完北欧美食大排档后，笔者一行人凝视着大中央车站上空，欣赏着清澈如画的秋色。笔者不禁想起了拉尔夫·瓦尔多·爱默生的一句话："天空是眼睛的食粮。"笔者非常感谢能与好友、家人一起享用面包，即使吃不惯麸质，也要努力地以宽容的心态待人处事。

11
CHAPTER

早餐丰盛，一日保障

美好的居家生活少不了一桌布置齐整、菜式丰富的早餐。

——[美]纳撒尼尔·霍桑

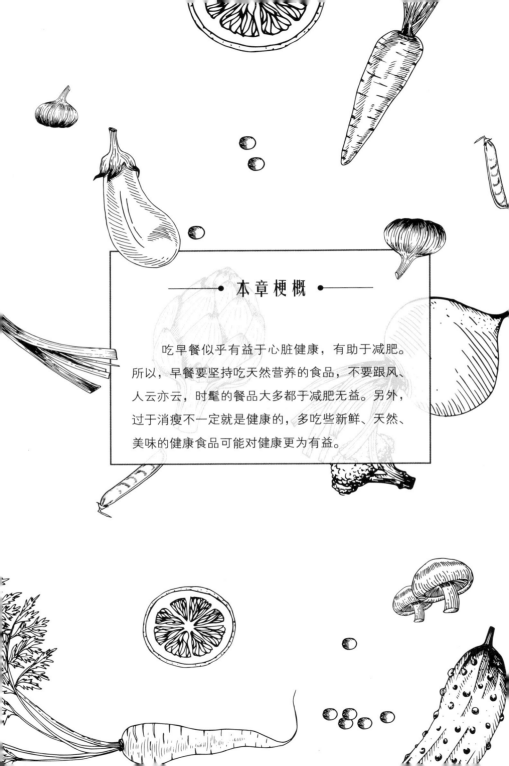

本章梗概

　　吃早餐似乎有益于心脏健康，有助于减肥。所以，早餐要坚持吃天然营养的食品，不要跟风、人云亦云，时髦的餐品大多都于减肥无益。另外，过于消瘦不一定就是健康的，多吃些新鲜、天然、美味的健康食品可能对健康更为有益。

通过控制饮食减肥的真相让人喜忧参半。忧的是大多数饮食习惯都无法让人长期减轻体重；喜的是略微超重可能比过于消瘦更健康些。此外，早餐吃得丰盛一些反而可以帮助我们减肥、获得健康。这最后一句话无疑是令人振奋的，因为享用早餐是一件很有趣的事，对身心也有好处。

如果你没有吃早餐的习惯其实也是可以的，只要当天别再去吃高热量、低营养的其他食物就行。2017 年，加利福尼亚州洛马林达大学公共卫生学院的研究人员针对 5 万名成年人的饮食习惯进行了研究，发现早餐进食较多的人群的 BMI（体重指数）普遍较低，而且吃早餐的人的体重往往比不吃的人轻。研究得出结论："在相对健康的成年人中，进食次数少、不吃零食、有吃早餐习惯且早餐吃得多可能是长期防止体重增加的有效方法。"[1]

这是最近进行的一项研究，研究还建议早餐不宜吃得过快，要慢慢享用才最好。在以色列特拉维夫的沃尔夫森医疗中心进行的一项小型临床试验中也发现了类似的结果。该试验为数十名肥胖女性每天都准备了总热量为 1400 卡路里（约 5.86 千焦）的饮食，但一日三餐的热量分配有所不同。其中一组早餐为 700 卡路里（约 2.93 千焦），午餐为 500 卡路里（约 2.09 千焦），晚餐为 200 卡路里（约 0.84 千焦）；另一组则颠倒了这个顺序。12 周后，两组被试者的体重均有所减轻，但早餐吃得多的被试者的体重减轻量是晚餐吃得多的 2.5 倍。[2]

该现象背后的原因尚不完全清楚。不过，我们的身体在早上分泌胰岛素的能力要比在晚上好得多，也就是说我们在晚饭后可能比在早饭后更容易积累脂肪。

圣地亚哥的萨克生物研究所教授萨钦·潘达（Satchidananda Panda）博士在接受《纽约时报》记者采访时曾说："在早晨，如果健康的人摄入大剂量葡萄糖，血糖在恢复正常水平前可能会在 1~2 个小时内保持较高水平；若在深夜这样做，那时人体的胰腺已进入休眠状态，无法分泌足够多的胰岛素，这会导致较高水平的血糖将维持 3 个小时。"他将这种情况称为"夜间糖尿病"。[3]

洛马林达大学的研究人员还发现了体重控制与在白天就早早用完晚餐、在晚间禁食之间的关系——每天最后一餐和次日早餐间隔

18~19 个小时的人的 BMI 最低。

　　在此基础上，一天中早餐吃得越多、吃得越早可能对明显有益的夜间禁食有进一步的帮助。一项针对老鼠的实验发现，一天内一组可以无限制地吃到高脂食物的老鼠在 9~10 周内就会发生肥胖并患上糖尿病；而另一组每天仅有 8 个小时可以吃到高脂食物的老鼠则不会。事实上，两组老鼠摄入的总热量相当。[4]

　　丰盛早餐的益处可不仅限于减肥。

　　2017 年发表在《美国心脏病学会杂志》(*Journal of the American College of Cardiology*) 上的一项研究发现，经常不吃早餐的中年人比经常吃早餐的中年人更易患动脉阻塞。在这项研究中，来自马德里的研究人员对共计 4052 名不曾罹患心血管疾病或慢性肾病的男性和女性志愿者做了检查。得出的结果可能会让你怀念起姥姥给你做的早餐煎饼——不吃早餐的人（早晨能量摄入仅占每日总量 5% 的人）和早餐吃得少的人（早晨能量摄入占每日总量 5%~20% 的人）罹患动脉粥样硬化（动脉会硬化或变得狭窄）的概率相较于早餐吃得多的人（即早晨能量摄入占每日总量 20% 以上的人）更大。此外，前两种人群的心血管疾病风险指标就平均水平而言也更高——他们的腰围较大、BMI 和血压血脂以及空腹血糖水平也更高。

该研究的撰写者瓦伦丁·富斯特（Valentin Fuster）公开表示："经常不吃早餐的人，总体的生活方式可能也是不健康的。"他补充道，"我们的研究表明，只要人们主动改变不吃早饭的习惯，就能降低罹患心脏病的风险。"[5]

笔者保证，本章内容引用的研究都未曾得到华夫饼公司的赞助。不过，在营养界关于早餐对人体的作用仍存在争论，有一些研究发现吃早餐带来的减肥效果不一。但在目前，支持吃早餐有益健康的证据已经足够多。2017 年，美国心脏协会发布了一项鼓励人们吃早饭的科学声明。纽约市哥伦比亚大学营养医学副教授玛丽·皮埃尔·斯托昂（Marie-Pierre St-Onge）在这项声明中说道："进餐时间会影响人体内的生物钟，从而可能对身体健康产生影响。在动物研究中，我们发现当动物处于睡眠等非活动状态时喂给它们食物，其生物钟就会被重置，营养代谢也会发生变化，从而导致体重增加、胰岛素抵抗和炎症的发生。"

这项声明还指出："吃早餐与降低患心脏病风险因素之间存在联系。研究发现，每天都吃早餐的人患高胆固醇和高血压的可能性较低，而不吃早餐的人更容易患肥胖和营养不足，葡萄糖代谢会有受损迹象并罹患糖尿病，这部分人约占美国成年人的 20%~30%。"[6]

以食为药，进行食疗。

——[古希腊] 希波克拉底

说说让人讨厌的减肥吧。减肥的兴起，说得不中听一些，有点像邪教的传播模式——都是由具有超凡魅力的带头者推行的，让忠诚的信徒们坚信自己所坚持的道路是通往真理的，可以真正有效地减肥。

有关减肥的出版物和博客文章的数量似乎正在不断上涨。每年，相关的书籍、网站和减肥专栏多到让人目不暇接，而且无一例外地鼓吹自己的减肥方法优于其他一切减肥方法。虽说阅读有着数不尽的好处，但有关减肥的文章多看无益。

这些书籍和文章建议读者多吃素食和有排毒功效的食品、控制膳食比例，通过清洁消化系统达到保持健康的目的。但这些观点往往都没有统计学数据的支撑，它无视了尽管现在很多人都对饮食有所注意，但总体上人们的腰围仍在变粗的事实，大多数人的身材甚至都拍不了婚纱照。

那么，这是不是说明节食对大多数人来说没用呢？

实际上，并不是节食没用，而是其效果并不能长期保持。如果你遵循大多数的节食方法，你会减肥成功，但到后来都会遇到"瓶颈"。最近的研究表明，节食在维持体重不反弹方面基本无效。

一项历时 9 年的针对 278 982 名英国人的研究发现，在整个研究过程中，很少有肥胖患者能够维持减轻后的体重——每 210 名男性和 124 名女性中各只有 1 名能做到。作者写道："在肥胖患者中，最后能达到正常体重或维持减轻后的体重的可能性很低。"此外，作者认为："基于社区体重管理计划的治疗肥胖症的措施可能是无效的。"[7]

这项研究无疑发人深省。对于那些真的在努力减肥的人，笔者也有话说。从医学的角度来看，稍微胖一些似乎没有什么大碍，这样的身体状态甚至可能有好处。最近在丹麦哥本哈根大学医院进行的一项研究对全国超过 10 万名成年人进行了调查，发现 BMI 显示为"超重"的人比显示为"肥胖"、"健康"或"体重过轻"的人寿命更长。[8]

加利福尼亚大学洛杉矶分校和圣芭芭拉分校的研究人员合作进行的另一项研究发现，BMI 错误地将超过 5400 万美国人判定为"不健康"，尽管他们的血压和血检显示是正常的。此外，由于 BMI 高而被判定为"超重"的美国人中，实际上有将近一半的人是身体健康的，具体占比为 47.4%，即 3440 万人。再有就是"肥胖"人群中有 1980 万人其实是健康的，处于"正常"范围内的人中，反而有 30% 以上的人被诊断为不健康，约 2070 万人。[9]

这些研究结论要想撼动为世人普遍接受的 BMI 测量方法的地位，还有很长的路要走。BMI 通过体重（单位：千克）除以身高（单位：米）的平方得出，实际上并没有证明超重比消瘦更健康，只是对一个人的健康状态做初步推断。只要你能够规律地进行体育锻炼、避免久坐，保持正常体重或哪怕略微超重，可能比消瘦、极瘦的人都要健康。

一项针对 4900 名成年人的研究发现，对于年轻人来说，不论男女，只要饮食规律且没有节食史，就能成功维持体重。赫尔辛基大学的乌拉·卡坎南（Ulla Kärkkäinen）参与了该研究，《纽约邮报》（New York Post）引用了他的观点："现在人们被鼓励去减肥。然而，广泛的人口研究的结果表明，从长远来看，这并不是一种有效的体重管理方法。"[10]

《新英格兰医学杂志》刊登的一项研究发现："增加蔬菜、坚果、水果和全谷类食品等一些食品的摄入量后，体重的增加量实际上反而会减少……坚持食用，随着时间的推移体重则会减轻。对三大人群而言，酸奶也有一样的功效。"[11] 对此，笔者深以为然。

加利福尼亚大学尔湾分校的研究人员曾对长寿者做了一项名为

"90+"的研究（90+Study），得出了令人欣喜的结论。该项研究的研究人员在顶级的科学期刊上发表了很多论文。一些重大发现包括"适量饮酒或咖啡的人比不喝的人寿命更长"；"在70多岁的老人中，超重的人比体重正常或偏轻的人寿命更长。"[12]

有关减肥的书籍成百上千、类目繁多，上述结论明摆着就是唱反调了。到目前为止，没有哪位所谓的减肥大师或专家能保证自己的方法一定可以有效减肥并防止反弹。所以说，各位读者朋友不必去追求最新、最潮的减肥风尚，瘦骨嶙峋根本就不是健康，但也不是非得把自己的体重增加到超重的地步。虽说现在略微超重可能不像过去认为的那样是不健康的，但肥胖绝对是不健康的。还有研究表明，有计划地科学节食对身体会有好处，还能延长寿命。然而，在现有的有关体重和健康风尚的一些认知下，我们不该只看到时尚减肥方法所带来的暂时性的瘦身效果，更应该专注于整个人的身心健康。

我们所提倡的工作和生活方式都应该以健康为前提。所以，平时多买些健康食品吧，有空就去徒步旅行，尽可能多地享受生活。除了本书论及的有益身心的"陋习"外，一定还要多吃水果和蔬菜，比如大蒜、洋葱和发酵食品。田里长的、地上跑的、水里游的、天上飞的食物都可能对身心健康有益处。如果碰到一些来源不明的食物，吃之前最好多加注意。

　　说到时尚减肥方法，这些方法追捧的食品在有效减肥和改善健康方面并没有什么实际作用。这一点在之前低脂饮食一章中，我们已经详细讨论过了。我们在糖分的那一章中也提到过，无糖汽水对保持健康和维持体重是有百害而无一利的。因此，日常生活中应尽量避免那些所谓的"减肥"食品，要知道真正的健康食品一般都是非常美味的。为形象地给读者证明这一点，笔者自己制定了一套简单的膳食图谱，称为"VIP 非节食减肥计划"。该计划结合了三种不同的，且都行之有效的、富含营养的饮食方式，覆盖的范围也比较宽泛。第一种是以蔬菜、谷物为主的素食饮食；第二种是倡导未经加工的原始饮食（包括散养牲畜的肉类以及生乳和发酵乳制品）；第三种是口味丰富多样的地中海饮食，也是国际上公认的健康饮食。

　　为了帮助读者朋友们更好地理解上述计划，笔者将它整合在了一张由三个互相重叠的圆圈组成的示意图中。每个圆圈内都列出了该类别允许摄入的各种食物。

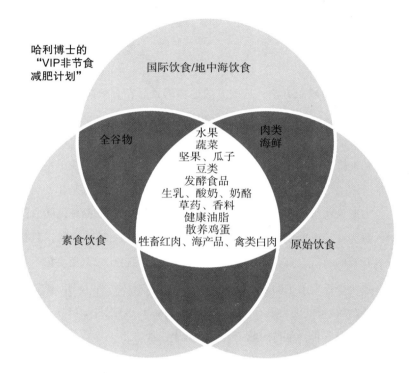

图中文字：

哈利博士的
"VIP非节食
减肥计划"

国际饮食/地中海饮食

全谷物

水果
蔬菜
坚果、瓜子
豆类
发酵食品
生乳、酸奶、奶酪
草药、香料
健康油脂
散养鸡蛋
牲畜红肉、海产品、禽类白肉

肉类
海鲜

素食饮食

原始饮食

这三种饮食重合处的食品通常是最健康的。比如，每种饮食都有水果和蔬菜，且不论是否经过发酵等工序。还有豆类、坚果、瓜子、健康油脂和散养鸡蛋。素食主义者一般吃鸡蛋，绝对素食主义者则不。再者就是酸奶和奶酪。这些食物对健康都很有益处，你如果没有特殊的过敏症状就应该多吃。当然，人作为个体，其健康和营养需求都有所差异，所以单独存在于这三个圆圈里的几样食品仍然可以纳入个人的营养计划。

图中某些食品，特别是三个圆圈共有的食品的确对健康有很大的益处，但也不必过度吹嘘。像大蒜，虽然没有出现在圆圈中，但也具有很多健康成分，如维生素 C、维生素 B_6 和锰。此外，大蒜能够加快感冒痊愈的速度、降低血压、改善胆固醇水平、对抗感染。笔者注意到，很多长寿的人都会食用大量的大蒜、洋葱和胡椒等味道辛辣的蔬菜。

一般来说，很多日常摄入的食品的药用效果堪比药物，对这一点不要怀疑。一项针对 7447 人的大型临床试验发现，对于易发心脏疾病的人群，遵循地中海饮食可使心脏病发作、脑卒中和所有因为心脏问题导致死亡的概率降低约 30%。该数字和使用处方他汀类药物治疗心脏病的结果相当。这项研究将地中海饮食定义为："大量摄入橄榄油、水果、坚果、蔬菜和谷物。适量摄入鱼类和禽类。稍微摄入乳制品、红肉、加工肉类和糖果。随餐饮用适量的红酒。"[13]

如果要把地中海饮食、原始饮食和素食饮食结合在一起进行，笔者对具体的配比和分量不做推荐。毕竟，笔者的"VIP 非节食减肥计划"并不是真正意义上的减肥。大多数的减肥规则都十分专制和强硬，大多数人要想在相当长的一段时间内一直遵循是很困难的。本章所述的内容，归结为一点就是：将进食视为一种享受。在不暴饮暴食的前提下做到让自己感觉良好，不要对吃下某些食品而心生罪恶感。那些在你书架上积满灰尘的减肥书籍，可能对你的身体健康没有任何好处，不如用来压压东西吧。在下一章中，我们将谈谈剧烈运动的坏处，它的作用和过度节食一样，都曾被错误地高估了。

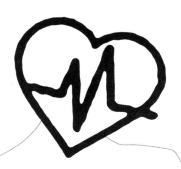

12
CHAPTER
锻炼虽好，不可过度

清晨散步是对一整天的祝福。

——[美]亨利·大卫·梭罗

纯靠饮食无法保持健康，必须运动。

——[古希腊]希波克拉底

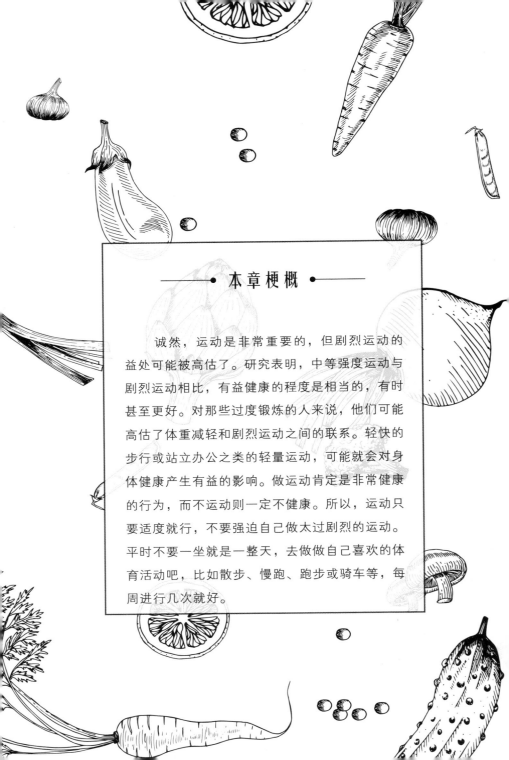

本章梗概

诚然，运动是非常重要的，但剧烈运动的益处可能被高估了。研究表明，中等强度运动与剧烈运动相比，有益健康的程度是相当的，有时甚至更好。对那些过度锻炼的人来说，他们可能高估了体重减轻和剧烈运动之间的联系。轻快的步行或站立办公之类的轻量运动，可能就会对身体健康产生有益的影响。做运动肯定是非常健康的行为，而不运动则一定不健康。所以，运动只要适度就行，不要强迫自己做太过剧烈的运动。平时不要一坐就是一整天，去做做自己喜欢的体育活动吧，比如散步、慢跑、跑步或骑车等，每周进行几次就好。

现在请从来不运动的懒人起立……算了，还是举手吧……慢慢举就好，别累着了。越来越多有关运动与健康的研究发现，尽管运动肯定对健康有好处，但剧烈运动在某种程度上并不会改善人的整体健康，甚至可能会产生不良影响。

所以，如果你正打算大清早就去玩十项全能，不如坐下来享受一下不会令自己产生罪恶感的放松活动吧。接下来，本章将介绍适量运动所能带来的媲美高强度运动的好处。2015 年，美国心脏协会旗下杂志《循环》（Circulation）上发表了一篇文章，研究了过度运动对人体造成的影响。作者将过度运动定义为：可导致出汗或心跳加快的任何类型的运动，每周 2~3 次以上。研究人员调查了 110 万名 50~64 岁的妇女，并且对她们的心血管健康状况进行了长达 9 年的追踪研究。得出的结果是令人震惊的。

研究表明，锻炼在某种程度上确实对身体有好处，这也没什么好奇怪的。与不运动的人相比，进行中等强度运动的人的血管疾病发病率明显较低。这里的血管疾病包括了对循环系统产生影响的所有并发症。每周进行 4~7 次剧烈运动的人较易罹患血管疾病。即便是做包括园艺和家务在内的非剧烈运动，每周也最好以 4~6 次为宜，如果天天都做，也很容易引发血管疾病。[1]

这样的结论听起来可能与人的直觉相悖，但还有很多其他研究表明：不论男女，进行的剧烈运动越多，健康收益就越低。2018年，发表在《美国预防医学杂志》(*American Journal of Preventive Medicine*)上的一项研究发现，人们在运动的那天"用于运动的体能消耗更多。但由于其他活动量减少，所以运动消耗的能量只有大约一半能算入每天身体活动消耗的能量总量"。[2]

《美国心脏病学会杂志》上较早的一篇文章发现，跑步过于频繁、剧烈的人，从这种运动中获得的好处会迅速减少，甚至会由于剧烈运动产生负面影响。该研究在过去的 12 年中，对丹麦 1098 名身体健康、经常慢跑的人和 3950 名身体健康、从不慢跑的人进行了研究，得出了这样的结论：跑得太少或跑得太多都会使死亡率提高。[3]

《时代周刊》(*Time*)上有关该研究的一篇文章认为，运动量要符合"金发女孩(Goldilocks)原则"，就是要刚好能保持心脏健康、燃烧热量和控制血糖水平。但据研究人员称，"这个平衡点更倾向于少量，而非过多"。[4]

科学家得出结论，理想的慢跑速度约为每小时 5 英里（约每小时 8 千米），最好每周慢跑 3 次。这个运动量刚刚好，但肯定是不够去跑马拉松的。跑步爱好者通常比久坐的人健康得多，这也包括跑长跑的人。所以经常去健身房锻炼吧，最好骑车或跑步去。

在继续写下去之前，笔者想先澄清一件事情：表明剧烈运动可能带来健康风险的研究毕竟还是少数，绝大多数的研究都强调了运动的重要性。本章的主旨在于告诉读者朋友们不必为了保持身体健康而过度运动；对很多人来说，适度、简单的运动更有益于健康。久坐肯定是不健康的，真要运动的话，可能稍微做一点就会有不错的效果。

研究人员已开始对"微锻炼"进行研究了。所谓"微锻炼"，即短时间内完成高强度锻炼，其对改善健康有着一定的效果。研究中，14 名久坐的男女被要求进行"1 分钟锻炼"——他们每周骑 3 次健身自行车，每次 10 分钟。首先，慢骑 2 分钟热身，接着每隔 20 秒就竭尽全力地骑，然后再慢骑 2 分钟，直到他们快骑的时间满 1 分钟。完成后花 3 分钟时间休息。6 周后，被试者的耐力提高约 12%，血液循环的状况也得到改善。[5]

除去短暂的剧烈活动带来的好处，避免久坐同样具有重要的作用。最近，很多研究都对站立式办公的健康功效表示了赞赏。工作的时候，多花些时间稍微四处走动，嫌麻烦的话就在办公桌边上的跑步机上跑两步，而不是坐着，这样一来就在零碎的时间里增加了很多运动量，同时减少了静坐的时长。如果你能做到这些，那就一定会收获益处——因为长时间、不间断的久坐会使死亡率提高。[6]

说到运动，很多人往往会错误地将步行忽略，觉得它的运动量不够。其实，步行是更适宜我们大家做的运动形式，对健康有相当多的好处。如果你能经常步行，那么这将有助于燃烧热量并改善整体健康状况。你可以在午间去散散步，也可以试试开一个"步行会议"——以边走边谈的形式开会，而不是一成不变地坐在会议室里。停车位也最好选离目的地比较远的，尽可能地走楼梯而不是乘电梯。只要坚持，积少成多，一定会有裨益。当然，抽空去树林进行徒步旅行的话，好处会更多。

步行还有助于放松身心、改善心理健康。日本的"森林浴"在美国越来越受欢迎。"森林浴"的理念是，在户外只是散散步还不够，更要以一种轻松自在的方式享受大自然。如果能以这样的方式在森林中好好疗养，可能会对一个人的身心产生比较深远的影响。自然与森林疗法协会认为，在森林中步行 40 分钟可改善人的心情，使其产生身体强健的感觉。在 2007 年的一项研究中，男性连续 2 天在森林中进行了 2 个小时徒步旅行后，他们体内起免疫作用的自然杀伤细胞水平增加了 50%。2008 年，一项对 13 名女护士进行的为期 3 天的森林浴研究发现，参与者体内产生了抗癌蛋白，而且在森林浴结束后维持了 7 天以上。[7]

森林浴带给健康的具体好处尚不清楚，森林本身的作用也尚待进一步研究。有人认为，常绿植物分泌的天然化学物质对人的免疫系统特别有益，这种物质被统称为植物杀菌素。如果真是如此，需要多大规模的植物才能产生森林浴的效果呢？它能不能在公园里人为地还原出来呢？这些我们现在还不知道。我们知道的是，生活在城市中的人们如果能在大自然中，或接近于大自然的环境中待上一段时间，一定是有好处的。有可能的话，光脚在海滩、草丛或森林小径上走走吧。发动你的视觉、嗅觉和触觉，充分拥抱大自然。

现在是时候解决这只体重 800 磅（约 363 千克）吃着减肥餐的在房间里减肥的大猩猩了。说心里话，我们大多数人做运动，甚至不惜过度运动，首先更注重的其实是自己的身材和外表，身体健康只是其次。现在人们对剧烈运动的大肆宣扬过分夸大了其作用，其目的无非是想让你相信运动是能起到减肥效果的。运动和减肥，就像社交软件上的一对好友，有时根本不知道他俩是在什么时候、通过什么方式添加上彼此的。

2013 年发表于《人口健康标准》(*Population Health Metrics*) 上的一项研究发现，在 2001—2009 年，参加体育活动的美国人民数量有所上升，其中以肯塔基州、乔治亚州和佛罗里达州较为明显。但研究中的几乎所有的区县都发生了肥胖率随运动增加而上升的现象，即便是在控制了贫困率、失业率和其他动态标准后仍是如此。[8]

运动对减肥的作用可能并没有我们认为的那么大，其原因可能是运动虽然消耗了热量，但同时也增加了人们的食欲，导致人们在运动后过度进食。所以在运动后，我们要理性进食，不要产生诸如"我在健身房锻炼了 8 分钟，所以现在我要吃培根汉堡和 18 磅（约 8 千克）炸薯条犒劳自己"的想法。

会有这种想法的人，往往对热量消耗的认识有误。心脏病专家阿西姆·马尔霍特拉（Aseem Malhotra）在《华盛顿邮报》(*The*

Washington Post）上发表的一篇文章写道："如果为燃烧热量而运动，投入产出比会非常低——你必须步行 45 分钟以上才能消耗掉 3 块饼干带来的 300 卡路里（约 1.26 千焦）热量。"

除此之外，马尔霍特拉认为，体育活动可以加速新陈代谢，从而使我们的身体以更快的速度消耗热量的观念被夸大了。他指出，在 2012 年的一项研究中，人类学家测量了坦桑尼亚当地的游猎采集部落人员的日常体育活动量、新陈代谢速度和能量消耗情况，而且将结果与西方人的平均水平进行了比较。正如预期，坦桑尼亚人体育锻炼更多，但其新陈代谢的速度和久坐的西方人差不多。进行剧烈运动的人面对的一个问题是，即使他们通过努力减轻了体重，但体重减轻的过程往往会突然结束，随之而来的是快速和不健康的体重增加。[9]

"沙发土豆"们也别幸灾乐祸，这并不是你们瘫在沙发上吃着薯片、看着电视不去运动的挡箭牌。事实证明，绝大多数人多做些运动是非常有益健康的，而长时间坐着不动则无疑是极其有害健康的。有趣的是，这个道理哪怕对新生的婴儿似乎也适用，因为婴儿们有太多时间都是背靠在汽车安全座椅和婴儿推车上度过的。[10]

运动的秘诀也和本书中谈及的其他"陋习"一样，需要我们理性对待。一个劲儿地锻炼可能并不总会让体重明显地减轻，但如果在运动的同时，能结合非极端的合理饮食，那么健康状况一定能得到改善。如果你不像有些人一周 7 天都会去骑健身车，或者还没有打破跑步纪录，大可不必心生惭愧。就算不去健身房，我们也可以走路去附近的咖啡馆喝咖啡。要说哪种运动模式更有益于健康，快慢结合、疾徐有节可能才是最好的。

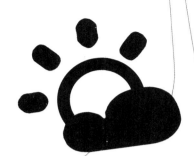

13
CHAPTER

拥抱阳光，生活真谛

"吾儿，为父要告诫你，飞行的时候要保持适中的位置。飞得太低，翅膀会沾到水；飞得太高，太阳就会灼坏翅膀。一定要飞在两者的中间。注意力不要都在无边的天空上。"

——［古罗马］奥维德《变形记》，代达罗斯对其子伊卡洛斯语

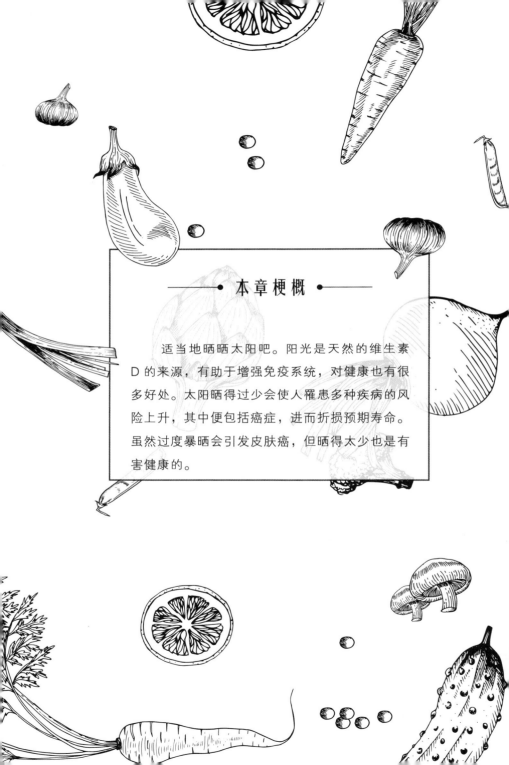

● 本章梗概 ●

　　适当地晒晒太阳吧。阳光是天然的维生素D 的来源，有助于增强免疫系统，对健康也有很多好处。太阳晒得过少会使人罹患多种疾病的风险上升，其中便包括癌症，进而折损预期寿命。虽然过度暴晒会引发皮肤癌，但晒得太少也是有害健康的。

　　"不要飞得离太阳太近。"古希腊神话中，发明家代达罗斯这样对他的儿子伊卡洛斯警告道。代达罗斯利用羽毛和蜡为自己和伊卡洛斯造了两对翅膀，以便从困着他们的克里特岛上逃离。他告诉伊卡洛斯，如果离太阳太近，把羽毛粘在一起的蜡就会融化。

　　伊卡洛斯却完全沉浸在飞翔的喜悦中无所顾忌地靠近着太阳，把父亲的警告当成了耳边风。结果正如预料的那样，固定翅膀的蜡融化了，伊卡洛斯从高空坠落摔死了。数个世纪以来，这个故事一直起着警示的作用，一直告诫着人们不可妄自尊大。但是，人们容易忘记故事的其他一部分内容：伊卡洛斯还被告诫不可太过胆小和谨慎，如果太想求稳、飞得离海面太近，水汽就会沾湿翅膀。要想活着，伊卡洛斯得在太阳和海面之间找到一个平衡位置。

　　故事中的这个比喻很好地诠释了"适度"的概念，晒太阳的适宜程度也可以此为准。我们的身心都需要沐浴阳光。当我们的皮肤在受到阳光照射时，体内就会产生维生素 D，这个过程有点像植物的光合作用。一方面，如果我们不敢晒太阳，躲开阳光的照射，便会大大增加罹患维生素 D 缺乏症的可能性，从而引发许多危及生命的疾病。另一方面，如果太阳晒得太多，低估了其危害，则会增大罹患皮肤癌的概率。

对此，医学上的主流建议是人为地避免阳光照射，把阳光当作欢度夏日时的一种危险的，有时甚至是致命的因素对待。但最近的研究证明，完全地隔绝阳光反而可能对人体健康造成更大的伤害。

世界卫生组织于 2008 年进行的一项研究表明，阳光中的有害紫外线（UVR）只是"世界上所有疾病中一个小小的致病因"。研究人员通过测量伤残调整生命年（DALY）对紫外线辐射的风险做了评估，该数据记录的是人们因为健康不佳、残疾或疾病导致的过早死亡而损失的年数。结果显示，紫外线辐射"每年仅造成 160 万伤残调整生命年，占全球疾病总负担的 0.1%"。与之相较，"全球每年可能因紫外线辐射过少造成的伤残调整生命年为 33 亿，比前者多得多"。[1]

2016 年发表在《内科学杂志》（*Journal of Internal Medicine*）上的一项研究称，"阳光照射是导致死亡的危险因素，与吸烟程度相当"。在一项对 29 518 名瑞典妇女的研究中，发现受到阳光照射的人尽管罹患皮肤癌的风险增加，但总体死亡风险降低了。[2]

　　然而，美国疾病控制与预防中心出台的最新防晒建议称，"阳光中的紫外线在短短的 15 分钟之内就会对皮肤造成损伤。"他们鼓励人们尽可能地待在阴凉处，甚至最好身着"长袖衬衫"，以及"长裤和裙子"来避免阳光照射。此外，还建议人们外出要一直戴着"带帽檐的帽子"来遮挡"脸、耳朵和后背"。

　　不过，就算采取了上述所有的防护措施，可能还是会有阳光照射到裸露的皮肤上。对此，美国疾病控制与预防中心还建议人们"在出门前，涂上防晒系数不低于 15 的广谱防晒霜，即使在阴天或多云天也要涂"。[3]

　　这个建议确实可以预防某些皮肤癌的发生。但是我们毕竟不是小说里的吸血鬼，这种做法对有血有肉的人类来说是不切实际的。要是完全遵循上述建议，那的确基本上是不会受到阳光照射造成的危害，毕竟阳光被认为是 90% 以上皮肤癌的致病因，但这么做也会享受不到阳光带给我们的好处。

　　在过去，涂抹防晒霜的做法有时是弊大于利的，因为很多防晒霜并没能阻挡所有可能引起癌症的紫外线，更别说现在的很多防晒霜了。比较好的做法是，穿着轻盈、透气、有防晒效果的衣服，戴可以防晒的帽子，用的伞也最好有遮阳效果。但要是非涂防晒霜不可的话，请记住要选用光谱范围广、氧化锌含量高的防晒霜。使用了没什么效果的劣质防晒霜的人可能会觉得自己受到了保护，并在阳光下活动更长时间，就会不知不觉地被晒伤，同时还增加了罹患皮肤癌的风险。更有甚者，劣质防晒霜还会阻挡阳光中有助于人体合成维生素 D 的射线，晒太阳带来的很多好处可能就白白浪费了。另外，很多防晒霜中所含的化学物质可能对环境有害。夏威夷禁售了一些防晒霜，就是因为其中所含的化学物质破坏了海洋生态系统。

前文也提到，阳光是人体内维生素 D 的重要来源。不过，全民的体内维生素 D 储存量就很不容乐观了，得知这一消息的感觉就像天气预报说放假时会下雨一样。据估计，约有 50％ 的人体内的维生素 D 不足，全世界有 10 亿人患有维生素 D 缺乏症。

2012 年发表在《药理学与药物治疗学杂志》(*Journal of Pharmacology & Pharmacotherapeutics*) 上的一篇文章中，作者拉蒂什·奈尔 (Rathish Nair) 和阿伦·马希 (Arun Maseeh) 认为，维生素 D 缺乏症是"全球性的流行病"，而且称"减少户外活动"是最不可取的生活方式。[4]

挪威的研究人员研究了 1964—1992 年 115 096 例乳腺癌、结肠癌和前列腺癌病例，发现在人体维生素 D 储存量最高的夏季和秋季被诊断出患癌症的人，最后死于癌症的比率较低。也就是说，如果一个人在被诊断出癌症时维生素 D₃ 处于较高水平，则治疗过程会比较顺利，也有可能改善他的预后状况。[5]

阳光照射的功效不仅限于促进维生素 D 的生成。最近，乔治城大学的科学家发现，阳光有激活免疫系统中 T 细胞的作用，使该细胞的活动速率加快、功能增强，从而增强免疫系统。打个比方，阳光之于 T 细胞就好比类固醇之于职业运动员，不过类固醇还有这样或那样的副作用。[6]

在有关睡眠的那一章中我们提到，充足的日照对于一个人能否安然入睡是至关重要的。根据 2014 年《临床睡眠医学杂志》（*Journal of Clinical Sleep Medicine*）上发表的一项研究显示，相较于办公室没有窗户的人，在有窗户、自然采光较好的场所中工作的人睡眠时间更长、质量更好。虽然这项研究样本量很少，只有 49 人，但结果却能说明问题。

能在采光良好的场所工作的人，不仅平均每天晚上能多出 46 分钟的睡眠时间，而且他们还称，自己的生活质量更高、体力也更充沛。换句话说，我们中太多的人还在无窗、封闭的办公室里辛苦工作，将来的几代人可能会用我们现在怜悯矿工所处的恶劣工作环境的不赞成态度来看待我们。[7]

说到睡眠与阳光照射的关系，如果我们每天清晨都能沐浴在阳光下，体内的昼夜节律就会更趋于正常，与自然的昼夜周期也能保持一致，晚间休息的质量也就提高了。如果条件允许，有规律地观看日出、日落可能是一种有趣且有益的改善健康状况的方法。[8]

所以，不要看到太阳就唯恐避之不及。到外面走走，闻一闻玫瑰花的香气吧。

一周晒几次太阳吧，一次十几分钟就够了。这不仅对身体有好处，还能减轻抑郁症症状、增加骨密度，甚至对关节炎和肠易激综合征等疾病的治疗也有所裨益。

那些生活在较寒冷气候中的、冬季日晒不足的人，往往更容易患季节性抑郁症或季节性情绪失调。

现代自然疗法医学之父亨利·林德拉尔建议病人即使在冬天也要在自家花园里赤身裸体地晒日光浴。这种做法虽然可能确实对健康有益，但几乎肯定会引来邻居的侧目。

居住在北纬 37°以北地区的人即使严格贯彻前文所述的正确方法，在冬季通常也无法获得足够多的维生素 D。因为太阳照射地球的角度决定了当地人得不到充足的日照。如果太阳的照射角度太低，人的影子长于身高，那就特别有必要尝试摄入富含维生素的食物来补充维生素 D 了，比如鲑鱼、鲭鱼、沙丁鱼和纯天然的维生素 D_3 补剂。

不幸的是，土地、海洋和空气受到了人类的污染，造成了臭氧层（平流层中保护陆地生物免受紫外线辐射潜在危害的结构）空洞，导致人们很容易暴露在阳光底下，在一段时间内受到过度的太阳光照射，增大罹患皮肤癌的概率。为避免受到过度日晒的潜在危害，请在必要时穿戴宽松的衣服、帽子，打上遮阳伞，或者走在树荫中以阻挡阳光直射。刚开始尝试晒太阳时，头几天仅需晒几分钟，在身体逐渐适应、皮肤略微晒黑后就慢慢好了。如果皮肤产生灼烧感，那就是晒得过头了。不要害怕太阳，但也一定不要被晒伤。

一定要吸取伊卡洛斯故事的教训，凡事都要张弛有度。在晒太阳这件事上，既不要傲慢自大地晒过了头，也不要缩在室内完全不敢。不过，不管做什么事，老这样畏首畏尾也可能是危险的，也会大大减少乐趣。最后附上王尔德的一首诗：

永远不要为坠落而后悔

噢，勇敢的飞翔者伊卡洛斯

因为众生最大的悲剧

莫过于从未触及那灼烧的光芒

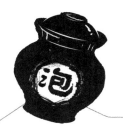

14
CHAPTER
发酵食品，健康秘宝

要做一顿美味的泡菜需要一个坏女人。

——[美] 迈克尔·夏邦《犹太警察工会》

他强调道：光是学会些小聪明是不够的，要学会运用真正的智慧，智慧要经过腌制、浸泡，要让智慧彻底成为自己的东西。

——[德] 彼德·斯洛特戴克《你必须改变你的生活》

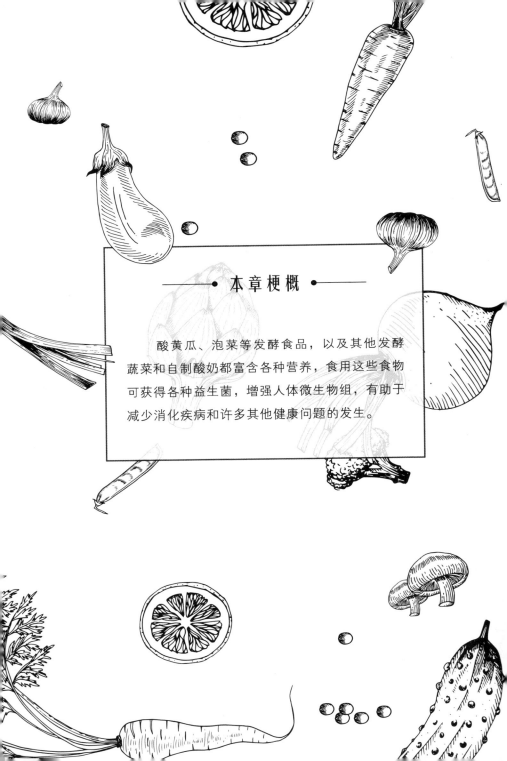

本章梗概

　　酸黄瓜、泡菜等发酵食品，以及其他发酵蔬菜和自制酸奶都富含各种营养，食用这些食物可获得各种益生菌，增强人体微生物组，有助于减少消化疾病和许多其他健康问题的发生。

　　哈利博士自小在布鲁克林长大，小时候常去家附近的食品商铺玩。这些熟食店和百吉饼店已成为历史，它们是纽约市传说的一部分。店里的大木桶装满了腌制的酸黄瓜，它作为三明治的经典配菜，可谓是精华所在。顾客可以从木桶中抓出两根美味的酸黄瓜直接开吃。

　　黄瓜经过腌制后，不仅延长了保质期、被赋予了醉人的酸味，更使得这种平平无奇的蔬菜变成了"超级食品"，大多数人都应该多吃一些。酸黄瓜对我们的健康有着莫大的好处。

　　人类制作发酵食品和饮料已有数千年的历史，但也就是最近这些年来才开始窥见发酵过程的一点奥妙。广义地说，发酵就是细菌、酵母或其他微生物对诸如葡萄糖之类的分子进行化学分解的过程。人类参与到食物的发酵过程已经数千年之久。若论在人为控制下、为了烹饪而进行的发酵尝试，也至少有 1 万年以上的历史，最早的有历史记载的含酒精的饮料就是在那时出现的。 直到 19 世纪中期，人们才开始了解为发酵作用提供了动力的无形力量——酵母菌和其他微生物的存在。新知识的发现在很大程度上要归功于著名的法国化学家、生物学家路易斯·巴斯德（Louis Pasteur）。

这些肉眼不可见的微生物对我们的健康起着积极作用。目前有 10 亿细菌存在于人体内，构成了微生物组。微生物组是一种复杂的生态系统，它对人体消化和整体健康起着关键的作用，而我们才刚刚开始了解它。如果人体内的微生物组处于不良状态，那么就有可能会引发自闭症、情绪障碍等各种疾病。而食用发酵食品则有助于人体内的微生物组保持良好状态。

在前面的章节中，我们已经讨论了各种发酵饮料——酒类，它们带给人们愉悦的享受和潜在的健康益处。在本章节中，我们将进一步探讨水果和蔬菜的发酵过程，也会对食用发酵食品的健康益处做说明。

在红酒、烈酒和啤酒的制作过程中，酵母会将作为原料的葡萄等水果和谷物中所含的糖分解为酒精，这便是酿酒的发酵过程。而在食品发酵中，最常见的发酵类型则是乳酸发酵。虽说名字里有"乳"字，但它实际上和牛奶或乳汁没有任何关系。

"乳酸"指的是乳酸菌，是一种存在于很多植物的表面以及人类和其他动物胃肠道和泌尿生殖道中的细菌。在乳酸发酵的过程中，乳酸菌将糖转化为乳酸，赋予发酵食品独特的酸味。乳酸菌还被用作很多酸啤中的酸味剂，也是用于制作酸味酸奶的菌类之一。乳酸菌除了能使发酵食品产生美味的酸味外，还是一种天然的防腐剂，可抑制有害细菌的生长，从而延长食品的保质期。同时，在乳酸发酵的过程中，维生素和酶的水平也得以维持，为我们的身体提供健康的细菌。

实际上，发酵蔬菜是大自然赐予我们的一种神奇的健康食品。前文已经提过，该过程是将蔬菜这原本已经十分健康的食品进一步优化升级。经过发酵处理的蔬菜更易于消化，可补充肠道中的益生菌并为其提供养分。

没有添加糖分的全脂酸奶也堪称超级食品。它易于消化，而且富含益生菌培养物和重要的维生素、矿物质，如蛋白质、维生素 B_2、维生素 B_5、维生素 B_{12} 以及钙、钾。

笔者已经看到，很多病人只靠天然发酵的自制酸奶和各种发酵蔬菜就改善了病情。特别是罹患肠易激综合征和炎性肠病等胃肠道疾病的病人，他们在饮食中加入很多发酵食品后，病情得到了显著的改善。

2017 年,《生物技术新观点》(*Current Opinion in Biotechnology*)中的一篇论文指出:"尽管有关发酵食品的临床研究数量有限,但有证据表明,这些食品对健康的益处远远超过其原材料。"[1]

2014 年,《生理人类学杂志》(*Journal of Physiological Anthropology*)上的一篇文章认为:"现在有一些关于传统饮食习惯与积极心理健康关系的新兴研究,而发酵食品与之尤为相关。通过传统饮食摄入的微生物组可减轻炎症和氧化应激的程度,至少在某种程度上可以控制。我们的观点是,适当控制食品的发酵过程,可以使食物的某些特定的营养和植物化学成分得到加强,它们可能与人的心理健康有关。此外,我们还认为,乳酸杆菌和双歧杆菌等发酵食品所含的微生物也可能直接或间接地影响大脑健康。"[2]

这项研究中的一些证据表明,传统饮食者的心理健康水平更高,罹患抑郁症的概率也较小。在另一项研究中,调查了从所有人口中随机抽选的 1046 名 20~93 岁女性,发现在调整了年龄、社会经济状况、教育程度和保健行为等因素后,"以蔬菜、水果、肉类、鱼类和全谷类食品为主的传统饮食可降低重度抑郁、心境恶劣和焦虑症的发病概率。"[3]

在西班牙进行的一项研究中,对 1 万多名成年人进行了调查,发现遵循地中海饮食的人罹患抑郁症的可能性较低。该结果是说得通的，因为地中海饮食被认为可以逆转炎症和血管疾病的进程，这些都是临床上抑郁症的危险致病因。[4]

尽管上文最后两项研究并没有特别指明发酵食品，但在历史上，传统饮食包含了大量发酵食品。因为相对来说，食品冷藏毕竟是最近才发明的，在以前是需要靠发酵来延长食品的保质期的。

不幸的是，并非所有发酵食品都是正宗的。在超市中售卖的很多酸菜腌瓜，用来浸泡它们的醋往往添加了大量的糖和防腐剂，更有甚者根本就未经发酵。结果就是，这样的食品可能压根儿不含益生菌，没有保健功效，和前文提到的传统酱菜、泡菜等发酵食品根本就不是一类东西。

现在，人们对更为天然的饮食方式重新产生了兴趣，传统的发酵食品再度流行了起来。在许多农贸市场和杂货店都可以买到可口的酸菜腌瓜等经过天然发酵的蔬菜了。注意，一定要认准天然乳酸发酵的食品。

如果你实在买不到高品质的发酵蔬菜又特别想尝一尝，那不如自己动手做吧，这也不是什么麻烦事。不只是黄瓜，几乎所有蔬菜都可以腌制——豆类、西蓝花、花椰菜等，随时随地都可以进行。

此外，如果可能的话，自制酸奶最好要用非均质的生乳来做。就算要买酸奶，也请认准以牧场奶为原料的全脂酸奶。

在享用优质的发酵食品时，请务必搭配发酵饮料。红茶酵母茶就是一个不错的选择。此茶也称康普茶，是一种比较流行的发酵茶，通常不含酒精。此外，啤酒和苹果醋也是不错的发酵饮料。前文提到的酸啤酒，通常和酸奶一样都是用野生酵母和乳酸菌制成的，都有改善肠道健康的功效。

我们现代人最好参考祖先的饮食习惯，多吃些发酵食品。为了健康，不妨在每一餐都吃点腌瓜、泡菜或喝点酸奶。如果你也能吃到哈利博士小时候在布鲁克林所吃到的高品质腌菜，你肯定会很开心的。从今往后，多吃些发酵食品改善肠胃健康吧！

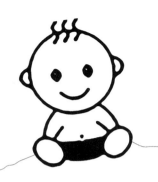

15
CHAPTER

母乳喂养，茁壮宝宝

我通过母乳喂养减掉了大部分多余的体重，我推荐女性朋友都这样做。这对孩子和自己都有好处。

——[美] 碧昂丝

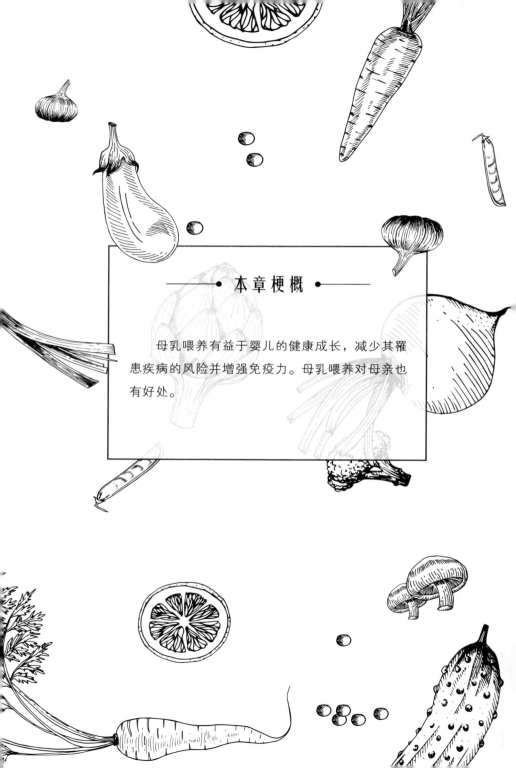

本章梗概

　　母乳喂养有益于婴儿的健康成长，减少其罹患疾病的风险并增强免疫力。母乳喂养对母亲也有好处。

本书为什么要专设一章讨论母乳喂养这一有益身心的"陋习"呢？我们接下来会更详细地讨论。目前，大多数妇女都没有遵循世界卫生组织提出的纯母乳喂养至少要进行 6 个月的建议。笔者认为她们是有必要这么做的。

对于妈妈们来讲，给宝宝喂奶可不是什么轻松的事。但是母乳喂养对宝宝们来说，则是有百利而无一害的。没有宝宝会抗拒母乳，这的确也于他们有益。

不过，在过去的数十年来，有太多的婴儿没能接受母乳喂养。自 20 世纪伊始，母乳喂养便不再受人们的青睐，这种现象在北美地区尤盛。不管是在医学界还是在世俗的观念中，很多人都将母乳喂养视作一种赘余的做法，认为没必要特意为之。美国的婴儿潮一代也基本是喝配方奶粉长大的。但事实上，配方奶粉并非像广告上说的那样比母乳更健康。

配方奶粉的风行，一部分原因是奶粉公司向全世界的妈妈们和医疗专业人员进行大力营销。据"商业内幕"新闻网的一篇报道称，"奶粉公司为使自家产品成为医院指定的奶粉，往往会给医院免费赠送很多奶粉和奶瓶"。[1]1982 年，《新国际主义者》（*New Internationalist*）期刊上发表的一篇报告对这些奶粉公司的各种营销策略进行了全面的揭秘，指出"其中最狡猾的是，为正在建造或翻修新生儿护理设施的医院提供免费的装修、装潢服务……奶粉公司暗中斥资数百万美元作为医疗行业人员办公用具、研究项目、礼品、会议、文章发表和出游旅行的补贴"。[2]

如今，医学界已经公认，身体健康的母亲进行母乳喂养确实是最好的方法。美国儿科学会建议，婴儿出生后接受母乳喂养至少要持续12 个月，之后只要母亲和婴儿愿意可以继续。世界卫生组织则建议将这个过程持续到孩子长到 2 岁多。[3]

令人遗憾的是，大多数妈妈没能听进这些金玉良言。

2015 年《时代周刊》的一篇文章写道："母乳是一种富含促进免疫和消炎成分的营养食品，有助于完善免疫系统和人体微生物组。"该文章又写道："另外，婴儿配方奶粉似乎也有改变肠道微生物组的作用，但无法进一步改善。研究表明，母乳喂养的婴儿比喝配方奶粉的婴儿，体内含有更多的天然杀伤细胞，这是一种有杀灭癌细胞作用的免疫细胞靶向。此外，有研究发现，母乳中含有的干细胞可能类似于胚胎干细胞，它们可以改变婴儿体内环境并在需要的地方发挥效用。"[4,5]

微生物组研究者杰克·吉尔伯特（Jack Gilbert）和罗布·奈特（Rob Knight）在其合著的《污垢的好处》（*Dirt Is Good*）一书中写道，"许多研究表明，母乳喂养的婴儿比非母乳喂养的婴儿更为健康，前者罹患耳部感染、感冒和腹泻的情况更少，免疫力更强，智商更高且不易发胖"。

母乳之所以如此有益于健康，很大程度上是因为它为婴儿正处于发育中的肠道微生物环境提供了营养。吉尔伯特和奈特在书中还写道："母乳含有一种被称为低聚糖的复杂糖类，这是其在众多乳类中脱颖而出的关键所在……牛奶、羊奶、猪奶中低聚糖的浓度是母乳的千分之一到百分之一。"

母乳喂养对母亲自身也有不少好处。比如"可使母亲更快地恢复身材和促进催产素的分泌，从而帮助与宝宝建立亲密关系并降低某些癌症发生的风险"。[6]

研究表明，母乳喂养有助于降低罹患乳腺癌等妇女易患癌症的风险，如时间较长，则效果更为明显。世界癌症研究基金会于 2017 年 5 月发布了一项支持母乳喂养降低癌症风险的研究。该研究综合分析了全球范围内 119 项相关研究，涉及 1200 万名女性和超过 26 万例乳腺癌病例。[7] 研究证明，母乳喂养显著降低了患乳腺癌的风险。世界癌症研究基金会高级科学项目经理苏珊娜·布朗（Susannah Brown）这样写道，"我们建议母亲在新生儿诞生的头 6 个月内只进行母乳喂养，隔绝其他一切食物和饮料……我们的这条建议与世界卫生组织关于母乳喂养的建议以及联合国《婴幼儿喂养全球战略》（ *U.N. Global Strategy on Infant and Young Child Feeding* ）中的表述相一致。"[8]

母乳喂养也有助于预防儿童罹患癌症。一项结合了 18 项研究的系统分析发现，与从未接受或短期接受母乳喂养的儿童相比，长期接受母乳喂养的儿童罹患白血病的风险低 19%。[9]

布朗及其所在的世界癌症研究基金会发现，"接受母乳喂养的儿童在成年后超重或肥胖的可能性较低"。于是就规避了数种由于肥胖引发的癌症的风险。[10]

简言之，母乳是源于自然的完美食品。对母乳喂养的提倡和其所能带来的好处实在不胜枚举，在此就不一一赘述了。很多可靠的相关组织和团体对此都可以提供大量的信息。它们当中历史最悠久、最受尊敬的是国际母乳会（La Leche League），该组织对倡导全世界母亲进行母乳喂养贡献良多。

尽管母乳喂养几乎被普遍认为对婴儿有益，但由于很多社会禁忌的存在，相当多的母亲很难坚持。在多数并未明文禁止母乳喂养的公共场所，普通人要是看到有母亲现场露乳喂奶便会觉得这是不雅行为。无论其初衷如何，实际上都是对母亲的一种侮辱。迫于这样的风气和舆情，母亲在进行母乳喂养时往往要顾及来自外界的看法，陷入进退维谷的处境。在某些情况下，甚至根本无法做到。

在笔者曾任教的一所大学的教工手册中，规定进行母乳喂养必须在指定的"母乳喂养室"内进行。虽然喂养室的设施很舒适，但传递出来的信息很明确：这些屋子不只是照顾母亲的隐私的地方，也是学校里唯一允许母乳喂养的地方。

虽说这项规定对大多数的师生来说无关痛痒，但部分妈妈还是会有带自己的孩子来校进行母乳喂养的需要，她们为了提供给孩子最健康的食物，在家用奶泵挤奶，已经十分辛苦，不该像受到隔离似的被送到小房间。想象一下，如果给孩子喂水果或蔬菜也要待在小房间，那是怎样的感受！

世人对母乳喂养的错误态度和观念，导致了目前多数婴儿都得不到母乳喂养的现状，这与美国儿科学会和世界卫生组织的倡议背道而驰。根据最新报告显示，虽然现在有 81% 的母亲开始进行母乳喂养，但只有 51% 的母亲喂足了 6 个月，不到三分之一（30.7%）的母亲能坚持 12 个月以上。[11]

另外，70% 的妇女未能遵照世界卫生组织为新生儿提供至少 6 个月只进行母乳喂养的建议。世界卫生组织表示，"母乳喂养是婴儿健康生长发育中不可替代的方法。这也是妇女在整个生产过程中不可或缺的一部分，对母体的健康有着重要影响。事实证明，放眼全国（美国），保证 6 个月的纯母乳喂养对婴儿来说是最好的。"

为保证婴儿得到 6 个月的纯母乳喂养，世界卫生组织提出以下建议：

■在婴儿诞生后第一个小时内就进行母乳喂养

■所谓纯母乳喂养是指婴儿的所有进食只有母乳，不存在任何其他食物或饮料，甚至不包括水

■根据婴儿自身需要，不分昼夜、有求必应地进行母乳喂养

■不要使用奶瓶、奶头或奶嘴 [12]

妈妈们生下孩子，自然就应该热衷于喂奶、带宝宝、哄宝宝睡觉。笔者建议所有的准妈妈们都读一读让·利德洛夫（Jean Liedloff）的著作《连续性概念》(*The Continuum Concept*)，浏览一下她的网站，网址为 www.continuum-concept.org。

看到这里，有些读者可能会问：出于生理原因无法哺乳的母亲又该怎么办呢？对这些极少数的特例，笔者建议当事人不必担心，可以咨询自然疗法医师或其他从事医疗保健行业的人士。但如果是日程安排和时间问题，笔者建议大多数身体健康的妈妈为了自己和宝宝的健康，还是要尽可能地把母乳喂养放在第一位。

有些妈妈们的工作场所没有方便母乳喂养的条件。如果有读者朋友碰上这种情况，笔者还是建议给你的老板看看本章内容。妈妈在为臂弯中嗷嗷待哺的宝宝着急的时候，谁都惹不起。曾经也发生过关于母乳喂养问题的纠纷，最终也都是母爱的力量高于一切。

帕蒂在学校上家庭护理从业人员的课程时，作为母亲的她也曾亲身经历了母乳喂养面临的挑战。近些日子，帕蒂喜得四子列文（Levon）。因为孩子还小，而且帕蒂深知母乳喂养的重要性，所以她上课时也带着孩子。刚开始，任课老师就试图阻止她这样做。帕蒂却不买账，她认为在医学领域里，护理学要比其他任何分支都更注重人文关怀，现在居然要让母子分离，极其荒唐。更何况，当时帕蒂所在的课堂上有很多年轻妈妈和准妈妈们，老师要为她们的权益负责。而且，老师自己也不是不清楚母乳喂养对婴儿的重要性。

有碍于帕蒂的抗议，校方只得作出妥协：只要她不打扰其他学生，就可以带着孩子上课。这可以说是合情合理了。

后来，一家人包括列文，都出席了帕蒂的毕业典礼。没多久，列文就哭了起来。很显然，他想要妈妈了。不管哥哥姐姐和爸爸怎么哄都无济于事，哈利博士为了不错过典礼，只能选择把孩子交给自己的妻子。

几分钟后，校长点到帕蒂的名字时，她抱着儿子一同上台，四周响起了热烈的掌声。她意识到列文跟着一起上台也是有意义的，毕竟他也从头到尾一节课都没有落下！

在本章的最后，笔者愿意补充一些关于怀孕的想法。怀孕过程发生在母乳喂养之前，我们不应该用对待生病的方式对待怀孕。是否要将怀孕、分娩和母乳喂养视作一门医学学科，一直备受争议，许多书籍和电影都对这个问题做了探讨。让·利德洛夫在《原动人生》（*The Continuum Concept*）里，鼓励妈妈们经常抱着孩子和用母乳喂养孩子。在纪录片《新生儿产业》（*The Business of Being Born*）中，女演员里基·莱克（Ricki Lake）提倡分娩要以更自然的方式进行。此外，人们应该对某些所谓的常规程序的过度使用提出质疑，比如低危妊娠中的常规超声检查和糖耐量测试，以及用于检查婴儿心跳的多普勒超声检查。柯克兰评论（Cochrane Review）发现："根据现有证据，对低危或随机选择的孕妇进行妊娠晚期常规超声检查，不会给母体或婴儿带来好处。"[13]

平心而论，每一位孕妇都是神圣的，应该受到尊敬。随着新生儿的呱呱坠地，生命翻开了一个新的篇章，这个过程有欢有喜、有苦有痛。请记住，尽管有些循规蹈矩的医生对待孕妇，还是像对待一般病人那样做详细的检查、计算、消毒等规范化操作，但怀孕毕竟意味着新生命的诞生，是一件何其重要而又神秘的大事。待产妈妈们的腹中孕育着将过去、现在和未来联系起来的生命纽带，人类永恒的生命之光得以延续。孕妇从怀孕开始，她的身体便已不只属于自己，也属于另一个正在悄然诞生的未来的希望。虽然新生命的孕育是一个伟大的过程，但怀孕不管怎么说都是非常累人的。所以孕妇如有需要，应该随时休息，不必刻意掐点或是按照社会规范的要求来。孕妇可以微笑着在阳光下散步，到了晚上可以欣赏夜空中的点点繁星，尽情享受无边的柔美月色。有时身体感到不适也不必太过介怀，怀孕就和早作夜息一样，是一种规律。

女人其实并不应该被外界的认知所误导，因为怀孕就把自己当作弱势群体。相反地，准妈妈们可以在这个过程中体验更多、做得更多。所以，在彻底抛开工作的备孕期间，好好感受敬畏生命的道理吧。新生命的孕育创造了人类的未来。

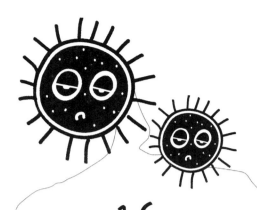

16
CHAPTER
不惧尘土，增强免疫

最美的玫瑰也经历过破土而出的过程。

——佚名

即便是了无生机的不毛之地，换种角度看，也充满着活物：蠕虫、真菌和各种各样的微生物……衰败只是一时的景象，只要土地蕴含潜在的生机，便有生的希望。

——［美］温德尔·拜瑞《美国的不安》

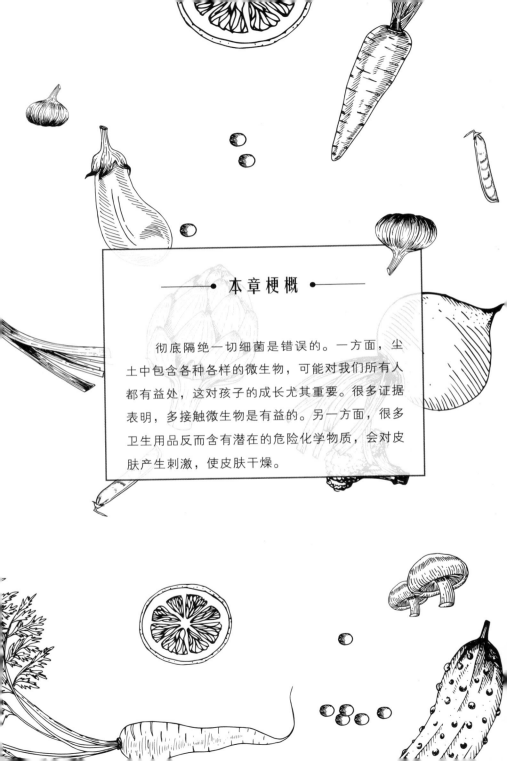

本章梗概

　　彻底隔绝一切细菌是错误的。一方面，尘土中包含各种各样的微生物，可能对我们所有人都有益处，这对孩子的成长尤其重要。很多证据表明，多接触微生物是有益的。另一方面，很多卫生用品反而含有潜在的危险化学物质，会对皮肤产生刺激，使皮肤干燥。

根据民间传说，卫生的概念起源于希腊神话中的健康女神许革亚。她是医神阿斯克勒庇俄斯的女儿。阿斯克勒庇俄斯挂着一根缠着蛇的权杖的形象至今仍是医学界的标志。根据一些神话中的说法，这条蛇会悄悄告诉阿斯克勒庇俄斯土壤的属性，帮助他更好地行医。他妙手回春的惊人医术激怒了众神，最后宙斯向他投下一道闪电，把他烧成灰烬。

许革亚对医学的贡献不像她父亲那样巨大，但同样意义非凡——她负责给父亲所开设的医院里的病人洗澡、擦身。这证明古希腊人那时已经认识到保持卫生对康复的重要性。然而，卫生真正受到人们的彻底重视，着实费了一番周章。

人类保持定期洗澡、洗手的习惯已有数百年的历史，但直到后来细菌理论的问世，人类社会才开始明白疾病传播的途径之一是人与人的接触。这项全新的认识促使公共卫生朝着积极的方向发展。1854

年，英国医生约翰·斯诺（John Snow）意识到，当时在伦敦暴发的霍乱是由粪便污染水源造成的。

现在，日常供水一般都没有污染，大多也不含有毒的化学物质。人们也早就养成了不少重要的卫生习惯，防止了疾病的传播，挽救了生命。但有时候，我们所处的世界太过注重杀菌消毒了，甚至到了一种"不洗两遍手就不放心"的谈菌色变的程度。这样做的确能保证将有害的细菌赶尽杀绝，但很多有益的细菌也不免一同遭殃了。有大量的证据表明，这样一种保持卫生的极端做法正在使我们变得不健康，更易引发过敏和自身免疫性疾病。看来，保持卫生也和本书中提及的其他"陋习"一样，做到适度才是最好的。

事实证明，尘土中往往存在着很多有益健康的细菌。最具讽刺意味的卫生假设理论认为，大多数的现代环境对儿童来说过于干净了，他们根本接触不到免疫系统得以正常发育所必需的各种细菌，更易罹患相关疾病并产生过敏症状。

免疫系统对不必要的外界刺激起反应时就会引起过敏症状，这就像汽车有时感应到过路行人便报警一样。多项研究表明，如果儿童在生命早期接触更多的细菌，他们的免疫系统就能够更好地识别真正的威胁。

在我们这一代人的童年时代，一种不朽的传统是"5秒原则"——在5秒之内把掉在地上的食物捡起来，还是可以吃的。5秒原则并没有什么科学依据，因为食物一旦接触地面，细菌便会附着在上面。但卫生假设理论的支持者认为，父母完全可以允许孩子们按照童年自然积垢本能照做。他们还认为，孩子们应该在满是尘土的泥泞场所中嬉戏，父母不应该完全扼杀孩子喜欢舔东西的天性（不过，一切都应在合理范围内，即在没有污染物的地方，也就是说这些规则不适用于公共浴室或简陋的地板，或者任何可能接触到排泄物的地方）。

20世纪70年代，笔者在俄勒冈州时曾上门为新生儿接生。那时，笔者注意到许多产妇都试图尽可能地保持产房的无菌。除了直系亲属，她们不允许其他任何人在产后靠近婴儿。即便生产是在自家中进行的，在婴儿出生后很长一段时间内，一家人仍会继续穿戴白色的防菌服、手术口罩甚至塑料手套，以"保护"婴儿免受细菌侵害。

但是，新近的移民家庭就不太会这样做。孩子一落地开始哭闹，周围的亲友就会一个接一个地抱着逗一会儿。起初，他们的这种做法让笔者感到有一丝不妥，但很快笔者就发现，处于无菌环境中成长的婴儿，比"被暴露在外"的婴儿更易过敏和感冒。这虽然并没有经过临床实验研究，但的确是我们的观察结果。

现在，已经有足够多的证据能支撑这种尘土和细菌对人体有益的观点了。2016 年，在《新英格兰医学杂志》上发表的一项研究发现，和牲畜一起长大的阿米什儿童，其过敏和哮喘病发生率远低于远离牲畜的哈特派儿童。而这两个人群的遗传背景和生活方式十分相似。[1]

早先已经有研究发现，农场生活与哮喘发病率下降之间存在着类似的关联。[2] 甚至有研究表明，常吮吸手指的孩子发生过敏的可能性较低。新西兰的研究人员对从 20 世纪 70 年代出生的、年龄在 38 岁以下的约 1000 人做了研究，发现有吮吸拇指或咬指甲习惯的人比没有这些习惯的人，发生常见过敏的概率更小。研究人员在排除了影响因素后，该结论依旧成立。[3]

另一项研究发现，婴儿湿巾所含的肥皂成分与老鼠过敏发生率的增加有关，这表明对人类婴儿使用婴儿湿巾可能会增加儿童发生过敏的风险。[4]

如果想给生活环境以自然的方式填上一些灰尘来增加有益微生物的多样性，养狗往往很有用，养过狗的人都知道。当狗湿着身体经过客厅时，在一定程度上似乎可以在家庭环境中重现农场的生活情况。因为它们有沾染细菌的特殊方式——踩在土上，在泥里打滚，还会做看到粪便就上去嗅等其他令人迷惑且恶心的事情。只养猫的人家平均增添 24 种细菌种类，而养狗则可增添 56 种。这是因为猫天生就爱干净，不过从增加细菌的角度来看，这出乎意料地不是什么好事。[5]

杰克·吉尔伯特和罗布·奈特在《污垢的好处》中写道："养狗人家的孩子患哮喘的可能性较平均低 13%。这公然否认了大多数免疫学家都将养狗作为引发哮喘的致病因，或至少使症状发生恶化的观点。而不是保护……同样，出于相同原因，那些在农场长大的人患哮喘的可能性要低 50%。"

吉尔伯特和奈特还写道："科学家在对卫生假设理论作梳理时，发现孩子患过敏或哮喘的可能性，与他们家 1 英里（约 1.6 千米）范围内的动植物数量之间有着紧密的联系。当地的生物多样性似乎对孩子的免疫力有调节作用。"[6]

除了养宠物以外，卫生假设理论支持者认为，增加家中微生物多样性的方法还有种植花草和不过度打扫房间。这也不是说对脏兮兮的房间放任不管，但也不应该搞得像医院里的无菌手术室一样。打扫的时候尽量少用清洁剂，洗碗也尽可能多地用手洗。用热水洗碗杀灭细菌的效果肯定不及洗洁精，这虽然听着有点不舒服，但在实际上不失为一件好事。研究表明，与用洗碗机洗碗的人家相比，用手洗碗的人家，过敏和哮喘的发生率更低。[7]

在生活环境中保持少量尘土的存在，其对健康产生的益处上至成年人、下至儿童。如果对生活中所有的事物总是彻底消毒，那我们对外界的适应性、灵活性和接受性都会在无形中被削弱，也会危害到我们的身心健康和情感。即使涉及我们的饮食，过度清洁也不一定就是最好的。尽管严格保证食品卫生对有害细菌的控制意义重大，但像母乳、生乳和生奶酪等能够维持人体正常肠道菌群平衡的天然食品，对维持免疫系统的健康也同样十分重要。

关于洗手的程度，也是洗干净就行了。有人就洗得刚刚好，有人就洗得过头了。洗手的最佳时间和地点仍在研究当中，目前尚无定论。对此，斯坦福大学微生物学家贾斯汀·索嫩伯格（Justin Sonnenburg）和埃丽卡·索嫩伯格（Erica Sonnenburg）夫妇在合著的《肠道健康》（*The Good Gut: Taking Control of Your Weight, Your Mood, and Your Long-Term Health*）一书中，和读者分享了他们与自己的孩子都共同践行的常识性方法。书中写道："如果孩子在吃饭前刚在院子里玩耍、摸过狗或摆弄了花花草草，我们一般不会让他们洗手……但从购物中心、医院、动物园等可能沾染其他人或牲畜病原体的地方回来，就必须洗手。在遇到流感季节和可能接触农药之类的化学残留物的情况下，我们也会提高洗手的频率。"[8]

洗手可以预防感冒等疾病的传染。但对大多数人来说，笔者不建议用防腐剂、抗菌剂、抗菌纸巾或洗手液洗手，要用的话也建议用酒精湿巾来洗。然而，酒精会使手部肌肤变得干燥，肥皂和沐浴露如果用得多也会造成皮肤干燥。

造成健康问题的，有时根本不是保持卫生本身，而是人们过分追求卫生的观念。市面上卖的很多卫生用品，如洗发水、牙膏、漱口水、除臭剂和止汗剂等，把人们粉饰得香气扑鼻、光鲜亮丽，甚至汗都不怎么出了。但这些东西里面可能少不了一些潜在的有害成分。即便是像肥皂这样的日用品，实际上不一定就像它表面看上去的那样人畜无害。

2016年9月，美国食品药品管理局（FDA）宣布禁止销售含有多种化学物质的肥皂。这些物质包括三氯生和三氯卡班，它们在动物实验中被证明是有害的。当时市面上售卖的肥皂中，约40％含有三氯生或三氯卡班。三氯生存在于液体肥皂中，三氯卡班则存在于固体肥皂中。

该禁销令是在多位公共卫生专家发出倡议很多年之后出台的。专家证明了这些化学物质可能有破坏动物生殖系统和新陈代谢的不良作用，而且对此发出了警告。许多人担心这些有害物质也会对人类产生类似的影响，而美国疾病控制与预防中心也的确在四分之三美国人的尿液中发现了它们的踪迹。如果这些问题肥皂被广泛使用，就会增加细菌对抗生素的抵抗力。

不出所料的是，并非所有人都支持 FDA 的决定。行业组织美国清洁协会（American Cleaning Institute）公开表示反对，并发表声明："FDA 已经掌握了表明抗菌肥皂安全性和有效性的数据。肥皂制造商正在加紧工作，以提供更多的科学研究来填补 FDA 手上数据的空白。"[9]

到目前为止，FDA 还没有改变立场的意思。不过，三氯生和三氯卡班虽然已不再用于肥皂的生产中，但仍被广泛添加于牙膏、漱口水、除臭剂、洗衣粉、织物、玩具甚至婴儿奶嘴等其他产品中。

这也不是第一例抗菌化学物质引发公众关注的事件了。因此，在选用清洁洗剂类产品时，请务必阅读商品说明，尽可能地了解清楚其成分。通常情况下，老牌天然皂配上水，反而是最好的清洁组合。

关于尘土和细菌对健康的益处，还有很多其他有意思的研究。例如，有人研究蠕虫等寄生虫感染是否有帮助调节免疫系统的作用，从而治疗某些自身免疫性疾病，如炎性肠病、多发性硬化症、哮喘和遗传性过敏症。

伦敦卫生与热带医学学院（London School of Hygiene and Tropical Medicine）研究员海伦娜·赫尔姆比（Helena Helmby）在 2015 年发表的一篇论文中写道："从大量动物实验得出的证据表明，蠕虫感染毫无疑问具有很强的免疫调节活性，对很多免疫疾病都能够起到抑制、改善和修正的作用……人类在对蠕虫疗法的应用中已经获得了一些颇有价值的数据，但是还有许多问题有待研究。"[10]

如果利用寄生虫进行治疗就让你感到恶心，那下一种要介绍的治疗方法你多半也受不了——粪便移植。健康的结肠内充满了有益的细菌，但有时会因为饮食不良或抗生素使用过度而被杀死。这时，诸如艰难梭菌等有害细菌便可能乘虚而入，在结肠内大量繁殖，从而引发艰难梭菌结肠炎。这种疾病对人体有着不小的危害，有时还可能致命，越来越多的美国人正受到该疾病的侵害。

粪便移植的雅称是细菌疗法，尚处于实验性阶段。该疗法从健康的、细菌环境正常的结肠中取出粪便，经测试排除传染病可能性后，利用结肠镜手段将其植入结肠炎患者的结肠中。据提供这种疗法的约翰霍普金斯医院称，该疗法对艰难梭菌结肠炎的治愈率在 90% 以上，迄今为止尚未有出现明显副作用的报告。[11] 早期结果表明，该疗法还能够有效地治疗其他自身免疫性疾病，包括肠易激综合征、克罗恩病和溃疡性结肠炎。

　　说到排便行为，完事后用卫生纸擦不如使用坐浴盆卫生，后者对人体健康的作用更大。西方大多数国家的人们也都比较青睐通过坐浴盆来清洁私处。所以真想在这方面做到极致的话，不如买个坐浴盆用一用。笔者的好友兼同事，已故的著名泌尿外科和顺势疗法教授弗朗西斯科·艾扎亚加博士在美国教书时，曾说："我想念三样事物——我的妻子、我的儿子，还有坐浴盆……顺序是自后往前。"

　　撇开寄生虫、粪便和坐浴盆不谈，本章想要表达的重点是：只要做好常识性的预防措施，适当地接触细菌是有益健康的。许多细菌的确有害，但要把它们一棍子打死反而更加不妙。有洁癖的朋友，请你们慢慢放下绝对洁净的执念。你可以试着在树林里徒步旅行，赤脚在草地上走一走，或单纯在公园里逛一逛，带一些生乳或奶酪去野餐。换句话说，多接触这种天然的、有点"脏"的地方就对了。

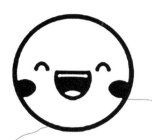

17
CHAPTER
幸福快乐，吾心所向

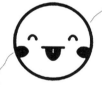

快乐是人生的意义和目的，是所有人类存在的目标。

——[古希腊]亚里士多德

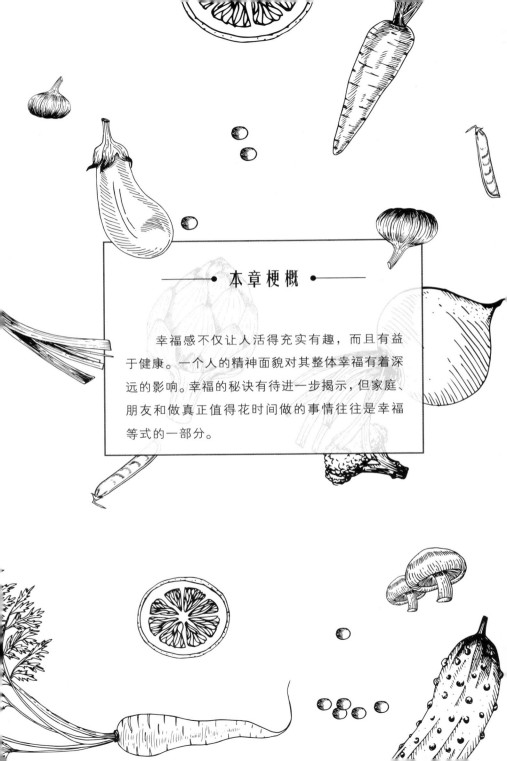

—— ● 本章梗概 ● ——

　　幸福感不仅让人活得充实有趣，而且有益于健康。一个人的精神面貌对其整体幸福有着深远的影响。幸福的秘诀有待进一步揭示，但家庭、朋友和做真正值得花时间做的事情往往是幸福等式的一部分。

　　纽约的一位记者诺曼·卡森斯（Norman Cousins）在 20 世纪 60 年代被诊断出患有严重结缔组织病，他本人得知后却一笑而过。医生告诉他，这种病康复的可能性只有 0.2%。于是，他开始服用大量的维生素 C，每天都看一看喜剧，不去工作了。后来，他写下了一段著名的言论：“我有一个令人振奋的发现——发自内心地欢笑 10 分钟会有麻醉的效果，让我在没有病痛的情况下安睡至少 2 个小时……这个效果消失后，我就再打开电影放映机看会儿喜剧片，哈哈大笑一番，基本上又能忘却病痛一段时间。”[1]

　　卡森斯说，靠着他自己发明的“欢笑疗法”，最后战胜了病魔。他活到了 1990 年，比最初的诊断晚了好几十年。

　　快乐并不奢侈，也不应该成为我们忙碌生活的牺牲品。寻求快乐，是我们生而为人的目标之一，是人生价值的组成部分，也是所有罪恶的根源和目标。

卡森斯的故事告诉我们，快乐的感觉本身就是一种回报性质的体验，有时它对人起到的好处是出人意料的，是治病良药。不管持怀疑态度的人怎么认为，积极的思想对健康是起着核心作用的，佐证的例子也层出不穷。

我们并非在年复一年地变老，而是日复一日地焕然一新。

——[美]艾米莉·狄金森

哈佛大学的心理学家埃伦·兰格（Ellen Langer）从事心理对健康影响的研究。在 20 世纪 80 年代，她招募了 8 位时年 70 多岁的男性，让他们住在位于新罕布什尔州的公寓中。该公寓被翻新装修成"时光胶囊"风格的屋子，并准备了 1959 年的音乐、电影、电视节目、书籍和杂志，这正是这些参与者壮年时期的文娱资料。屋子里没有镜子，参与者被告知努力按照 20 多年以前的方式生活——这样便能重获年轻时的感觉。

实验的结果令人震惊：被试者的灵活性、敏捷性、体态和视力均有改善。兰格的研究不是第一次取得令人瞩目的成果了，相信这也不会是最后一次。在之前的一项研究中，她发现养老院中处于记忆减退初期的老人们，如果给予其一些刺激促进记忆，则他们在记忆力测试中会表现得更好。在她进行的另一项经典研究中，她将养老院的老人们平均分为两组，分别为老人们提供了花卉盆栽。其中一组的植物要求老人们自己照料；另一组的植物则由工作人员代替老人们来照料。一年半后，自己动手照料植物的老人，健在的人数是另一组的 2 倍。

最近，兰格和学生阿利亚·克鲁姆（Alia J. Crum）研究了 84 位自认为运动不足的酒店女服务员。研究人员告诉其中一部分人，她们在打扫房间的过程中实际上产生了多少运动量，并且解释这比医生建议的运动量还多。这些观念被改变了的参与者，比不知情的对照组减掉了更多的体重。[2]

2010 年，兰格与人合作进行了一项关于女性美发的研究。在该研究中，在女性进行理发或染发的前后分别量了血压。参与者普遍表示，自己在美发后看起来更为年轻靓丽，实测血压也变低了。[3]

2014 年，加拿大知名记者布鲁斯·格里尔森（Bruce Grierson）在《纽约时报》上发表了一篇关于兰格的文章。文中，他引用了精神病医生杰弗里·雷迪格（Jeffrey Rediger）对兰格的评论："健康和疾病更多地植根于人们的思想、心灵和自我体验的方式之中。兰格是整个哈佛大学里真正理解这个道理的人。"兰格大部分的研究都着眼于人们对周围世界的感知，以及对眼前事物关注的必要性上。换句话说，人们的生活值得全情投入，不宜心不在焉。[4]

积极的思想影响人体健康的方式有待更多的研究去发现。但如果反过来做，结果也会很明显：消极的思想会带给人们很严重的后果。悲伤过度就有可能让一个人从"心碎"到死亡。尽管这听起来不太可能，但就是确有其事。据美国心脏协会称："一个人即使身体健康，也会有发生心碎综合征的可能。该疾病也被称为应激性心脏病。"可能导致心碎综合征的情感冲击，包括亲人的离去、被诊断出疾病、赌博的赢输、丢掉工作和婚姻破裂。还有一些肉体上发生的意外、接受大型手术等也可能是致病因，甚至服用某些药物也会让人情绪不稳定。[5]

2016 年，著名女演员凯莉·费舍尔（Carrie Fisher）去世。第二天，她的母亲，一代名优黛比·雷诺兹（Debbie Reynolds）也随之而去。有人猜测雷诺兹的死因就是心碎综合征。然而事实并非如此，雷诺兹是死于中风。但其子托德·费舍尔（Todd Fisher）表示，丧女之痛是母亲去世的一个诱因。

找寻生活中让你热爱的事情。唯有热爱，生活才有意义。

——[美] 艾米莉·狄金森

人们对于身心之间的联系方式尚不完全清楚，保健行业讨巧的广告词往往比严肃的科学研究更有话语权，但我们确实能感到思考与感受之间存在着某种联系。于是人们会问：快乐的源泉何在？

如果知道确切答案的话，就不需要看笔者写的这些内容了。但事实是，很多对快乐的因素有所研究的人总结出很多使人感到快乐的事情——中彩票、升职加薪等。但实际上，这些事情让人获得的快乐没有预期的多。持久的快乐并非来自单纯的吃喝享受，甚至前文所述的所有有益身心的"陋习"都不包括在内。真正的快乐源自充满善意地与他人分享这一切。虽然有时我们会和家人、朋友发生不快，但他们同时也是美满生活中不可分割的一部分。

过往的陌生人啊！你无心于我执意凝望你，你定是我所寻的那个男人或者女人，如梦中相遇般，我定是在别处与你相交甚欢。

——[美] 沃尔特·惠特曼

根据 2017 年美国心理学会（American Psychological Association）第 125 届年会的一项研究显示，孤独和社会孤立问题对公共健康的危害比肥胖问题更大。社会关系较牢固的人死亡概率较平均低 50%。孤独和社会孤立问题的流行所造成的不良影响仍在继续扩大。

杨百翰大学心理学教授朱莉安·霍尔特·伦斯塔德（Julianne Holt-Lunstad）博士针对上述研究说道："与他人建立社交联系被广泛认为是人类的基本需求，这对个人福祉和存亡至关重要。一些极端的实例表明，有人看管却缺少与人互动的婴儿难以保持活力，常常都会夭折。实际上，社会隔离或单独监禁这样的做法一直都被用作惩罚手段……然而，现在越来越多的美国人长期处于孤独的处境之中。"

根据 2010 年美国退休人员协会（AARP）进行的"孤独感研究"估计，美国大约有 4260 万 45 岁以上的人处于常态性孤独状态。具体情况如下：最新的美国人口普查数据显示，四分之一以上的人口独自居住，一半以上的人口未婚，结婚率和子女数量较以往有所下降。[6]

2009 年，《大西洋月刊》（*The Atlantic*）在采访哈佛大学成人发展研究中心前主任乔治·韦兰特（George Vaillant）时，向他请教研究中最重要的发现是什么。该研究是针对健康成年男性的较全面的纵向研究之一，前身为"社会调节格兰特研究"（Grant Study in Social Adjustments），始于 20 世纪 30 年代。乔治回答说："生活中最重要的是人与人之间的关系。"[7]

仿佛一个幽灵在抚爱我，我想我并未沿着海岸孤行太多。

将它想象成我所爱的人，正如我现在沿着海岸孤行，尽情接受着她的抚摩。

当我躬身看着碎银铺就的海面，她却陡然消失不见。

那些怀恨和嘲笑我的人却出现了。

——[美] 沃尔特·惠特曼

有时间的话给妈妈、女儿、兄弟姐妹或祖父母打个电话，或者一起散个步。要么出去遛遛狗，敬畏地凝视地平线，给自己疲惫的眼睛和身心放个假，好好地享受一番大自然。和社区中的人建立新的联系的方式有：去试着做志愿者、参加集体运动、加入互助团体或报名上个大课。与他人交往最直接、最有用的方式，莫过于拥抱了，俗话说得好：每天一拥抱，就不用吃药。2015 年，卡内基梅隆大学的研究人员以 404 名健康成人为研究对象，研究了社会帮助和与他人拥抱是如何影响一个人在接触感冒病毒后的患病倾向性的。结果显示，获得更多帮助和拥抱的人患感冒的可能性较小。有的人虽然感冒了，但症状也较轻。[8]

但是，通过智能手机、互联网和社交网络等技术手段与他人交往又如何呢？这些情况会更为复杂。

在 1998 年进行的一项研究中，卡内基梅隆大学的研究人员罗伯特·E. 克劳特（Robert E. Kraut）发现，被试者使用互联网的次数越多，其抑郁程度就会越重。不过，据克劳特最近的说法，上述情况已经发生改变。1998 年属于互联网发展的早期阶段，当时人们往往是和来自全世界的陌生人交流的，克劳特称之为"弱关系"。亚当·皮奥里（Adam Piore）在其主编的《鹦鹉螺》（*Nautilus*）杂志中写道："克劳特最近的研究发现，现在大多数人主要都是和已建立稳定关系的人进行网上交流。他认为，这样一来结果显而易见——网上交流减少了人的沮丧感、孤独感，社会帮助水平得到了显著的提高。"[9]

不过，正如经常和家人、朋友一起出门并一直在看手机的人都知道的那样，高科技的出现对人与人之间的关系可谓一把"双刃剑"。手机除了剥夺我们和现实世界中的亲友共度的时光，也慢慢地蚕食着我们的私人时间。自由支配的时间可以说是幸福的基本要素，但是现代人却越来越难以对其做到自主掌控了。

在 2016 年发表的一项报告中，一款手机应用对 90 多位智能手机用户的用机习惯进行了跟踪研究。结果发现，人们平均每天在手机上进行轻触、滑动和点击等操作的次数为 2617 次。[10] 虽然其中一些是为了回复工作电子邮件、发送重要信息，以及响应一些无关痛痒的有趣应用的更新，但我们仍有理由相信，使用智能手机可能已成为一种成瘾习惯。使用手机和本书中众多"陋习"一样，其关键是要适度。一般来说，电脑、电话等技术手段对我们的工作生活肯定是有帮助的。笔者在撰写本书的过程中，也少不了用电子邮件、短信和他人进行实时交流，书稿也是靠电子文档完成的。这些都是人们在日常生活中运用技术手段的有用范例，但人们应努力确保自己是技术的使用者，而不应该成为它的奴隶。

智能手机还会加重"错失恐惧症"（FOMO）。一些人为了与他人保持持续的联系，或至少和他人在网络上表现出来的差不多时，总是会忙忙碌碌地参加很多毫无意义的活动，搞乱自己的生活。

生活中最重要的组成部分——朋友、家人、美食、娱乐、新鲜的空气和水当中，没有哪样是能靠任何技术手段来得到改善的。到最后，你会发现，和幸福生活息息相关的东西仍然至关重要：我们如何与周围的人以及与大自然一起生活和分享生活。

即便是像工作、学习等一些有用的事情，也可能在无形中浪费了我们很多时间。

针砭时弊的"洋葱新闻网"（The Onion）某期的头条是"健康专家建议远离办公室，不要再回来了"。文章作者系假名。文中写道："我们发现人在工作一半时直接走人，对身心有着极大的益处。我们鼓励美国人在办公室多动动、伸伸腿，将工作抛在脑后，哪怕只试一次，体验一下这种感觉有多棒。只要这样做了，人几乎立即就会变得更有效率和动力，也会感到更快乐。"[11]

这篇半开玩笑的文章并不像人们想象的那样不着边际。

现在，美国人的退休时间普遍较晚，老年人的健康状况也不比以往。2017 年 10 月，《波士顿环球报》（The Boston Globe）上刊登的一篇报道上的最新数据显示："美国人的健康状况不比以往。现在，成千上万的中年人所面临的退休生活要比其父辈时间更短、质量更低。"[12]

工作、学习的作用和地位不需多说，但在某种程度上来说，工作和学习是对健康不利的。比如，每天在通风不良的办公室或教室里连续坐上 8 个小时对身体肯定不好。此外，持续地对着电子屏幕看，也会引起眼部疲劳。长时间在室内久坐不动，也正在削弱人们的心理、情感和身体健康。

本章讨论的所有内容，都没有说我们不应该为失去亲人而感到悲痛。在追求幸福、和谐生活的过程中，我们要尽可能地排除不必要的压力。和书中其他所有"陋习"一样，适度的快乐才是最合适的。悲伤和愤怒都是人之常情，但是当我们的防御机制，或者说生命力正常运作时，深陷悲伤、焦虑、恐惧或愤怒等情感中不能自拔就不对了。所以说，如果你有时感到悲伤或愤怒，大可不必多想；反过来说，如果你感到不快乐，也不必太过介怀。就算没能碰到让自己大喜过望的美事，也不用感到失望。尽管很多研究都认为，积极的人生态度和一个人的心情愉快、身体健康之间存在联系，但在英国也有一项涉及100多万名中年女性的大型研究发现，在10年的时间里，相对不快乐的女性的死亡概率并未上升。[13]

不过，就算对快乐的追求并不能促进健康，但肯定会使人们的心情变好。归根结底，本书讨论的都是人们发自内心所喜爱的各种"陋习"。为了放大这份喜悦，笔者建议读者朋友们每天期待一次或多次快乐并真正享受那种快乐的体验，全情投入地去享受，且要尽量与他人分享自己的喜悦。一句话，就是要过上"享乐生活"。瑞林·德·阿戈斯蒂诺·毛特纳（Raeleen D'Agostino Mautner）的《享乐生活：将意大利的激情、笑声和宁静带入日常生活》（*Living La Dolce Vita: Bring the Passion, Laughter, and Serenity of Italy into Your Daily Life*）一书中讲述了甜蜜生活中最重要的一些方面。其中有一部分说的就是在洋溢着欢乐、爱意、积极和开放氛围的环境中，与亲朋好友一起制作和享用健康美味的餐品。[14]

适度的压力往往能转变成生活的动力，不用完全规避。美国诗人亨利·沃兹沃思·朗费罗（Henry Wadsworth Longfellow）有诗云：

我们命定的目标和生活道路，

既不是享乐，也不是悲苦，

而是行动。

要让每个明天，

发现我们都比今天有所进步。

笔者希望读者朋友们看完本书后，哪怕终有一天会忘记多数内容，但仍能记住这8个字：忘却忧愁，快乐面对。

后记

2017 年 8 月，当时最长寿的男人伊斯拉尔·克里斯塔尔（Israel Kristal）去世。他还差 1 个月时间就能过上 114 岁的生日了。

他是生活在波兰的犹太后裔，是纳粹大屠杀中的幸存者。2016 年，吉尼斯世界纪录认定他是世界上最长寿的人。他 13 岁的时候，由于第一次世界大战的爆发没能做受诫礼。于是 100 年后，时年 113 岁的老人完成了自己的心愿。

记者希望他能分享自己长寿的秘诀，他却不愿意给出任何具体建议。他只说道："以前那些比我聪明、强壮、英俊的男人都不在人世了。我们要做的就是继承前人的衣钵，继续努力工作，重建我们失去的东西。"

对此，我们应该表示理解。

克里斯塔尔出生于 1903 年，在漫长的生命中，他见证了人民和国家的信仰发生的沧桑巨变。他经历了两次世界大战，见证了人类的登月之行、对原子能的掌握使用、窥见亚原子粒子的存在、绘制出人类基因组图谱，以及发展时空的理论。在他出生的时代，人们吃的是未经加工的食物，婴儿喝的是母乳，当时的人们觉得，吃动物油脂、喝啤酒等都是司空见惯的事情。后来，这一切都变了。但在此时今日，从某种意义上来讲，我们的生活饮食习惯有着回到过去的趋势。

本书提到过，健康科学的风向一直处于变化之中。今天我们认为正确的事情，不一定以后也是正确的。本书中列举的这些有益身心的"陋习"，对其的论证是基于各方研究和笔者的个人经验，旨在娱乐和激发进一步的思考和研究。

笔者认为，享乐和保健并不一定就是背道而驰的两个极端。令人心情愉悦的饮食习惯和健康的生活方式往往就是一回事。过往评判"陋习"的标准和眼光，到了今天已有所改变，几乎可以肯定，到了将来会继续往好的方向发展。在做自己喜欢的事情时，我们一定还是要理性对待，不管是好是坏，都不要被最新的新闻报道左右自己的判断。可以的话，和亲友分享其中的乐趣会更有意义。

最后要申明一点，很多医学上的论断不仅是基于当前的科学研究，有的也是根据猜测来的。本书的很多建议和做法很大程度上也是基于猜测写就。但笔者相信，适度而合理地做自己喜欢的事情一定能让自己收获快乐，这个过程对身心的益处比人们想象的更大。

克里斯塔尔在历经 113 年的岁月后，谦虚地对吉尼斯评审说："我并不知道长寿的秘密。我相信，一切都是命中注定的，我们永远无法真正弄清其中的原因所在。"[1]

鸣谢

特别感谢企鹅出版集团安·戈多夫（Ann Godoff）女士对本人的鼓励、支持和给出的建议，她的善意友好本人将铭记于心。

感谢萨拉·卡德尔（Sara Carder）、乔安娜·吴（Joanna Ng）和 Tarcher Perigee 出版社所有的老师们。

感谢林恩·霍特斯（Lyn Hottes）和乔希·帕西干（Josh Pahigian）提供的帮助和写作指导。

感谢克里斯为凝聚整个团队所做出的努力。爱你们。

关于作者

哈利·奥夫冈博士系布鲁克林人氏。其曾在佩鲁贾大学医学与外科学院学习，后于俄勒冈州波特兰国立自然医学大学毕业。在从事自然医学 38 年多的时间里，他与学界享有盛名的人物一同谈经论道，其中包括亦师亦友的弗朗西斯科·艾扎亚加教授和乔治·维多卡斯教授。在 20 世纪 80 年代，他在纽约市派克大街创立哈内曼健康协会（Hahnemann Health Associates），并在康涅狄格州创立哈内曼自然健康与教育协会（Hahnemann Natural Health and Education Associates）。他是顺势疗法和自然疗法领域中最炙手可热的从业者和讲师。

埃里克·奥夫冈是《康涅狄格》（Connecticut Magazine）杂志的高级撰稿人。他经常撰写有关健康、科学、食品和啤酒的文章。他是《气泡嘶嘶：啤酒、洋酒和咖啡是怎样制成的》（Buzzed: Beers, Booze, and Coffee Brews）以及《吉列城堡的历史》（Gillette Castle: A History）的作者。他曾为美联社旗下《平板电脑杂志》（Tablet Magazine）和"刺激"（Thrillist）新闻网撰稿，还曾在昆尼皮亚克大学、默西学院以及西康涅狄格州立大学艺术硕士（MFA）的创意和专业写作课程中任教。在业余时间，他也担任凯尔特摇滚乐队"MacTalla Mor"的贝斯手。

参考文献

本书简介

1. Martin A. Makary and Michael Daniel. "Medical Error—The Third Leading Cause of Death in the U.S." *BMJ: British Medical Journal* 353 (2016):i2139.

2. Dima Mazen Qato, Katharine Ozenberger, and Mark Olfson. "Prevalence of Prescription Medications with Depression as a Potential Adverse Effect Among Adults in the United States." *JAMA* 319.22 (2018): 2289–98.

3. John Crewdson. "Statistics Misleading, Some Doctors Say." *Chicago Tribune*, March 15, 2002; http://articles.chicagotribune.com/2002-03-15/news/0203150271_1_mammography-breast-cancer-death-benefit. Accessed September 21, 2017.

4. Robert E. Kelly et al. "Relationship Between Drug Company Funding and Outcomes of Clinical Psychiatric Research." *Psychological Medicine* 36.11(2006): 1647–56.

5. Bernard Lo and Marilyn J. Field, eds. *Conflict of Interest in Medical Research, Education, and Practice*. Washington, D.C.: National Academies Press, 2009.

6. P. C. Gøtzsche and K. Jørgensen. "Screening for Breast Cancer with Mammography." Cochrane, June4,2013; https://www.cochrane.org/CD001877/BREASTCA_screening-for-breast-cancer-with-mammography. Accessed July 24, 2018.

7. Karsten Juhl Jørgensen et al. "Breast Cancer Screening in Denmark: A Cohort Study of Tumor Size and Overdiagnosis." Annals of Internal Medicine 166.5 (2017): 313–23.

8. Matthew P. Lungren et al. "Physician Self-Referral: Frequency of Negative Findings at MR Imaging of the Knee as a Marker of *Appropriate Utilization*." *Radiology* 269.3 (2013): 810–15.

9. J. Bruce Moseley et al. "A Controlled Trial of Arthroscopic Surgery for Osteoarthritis of the Knee." *New England Journal of Medicine* 347 (2002):81–88; "A Fascinating Landmark Study of Placebo Surgery for Knee Osteoarthritis." November 10, 2016; https://www.painscience.com/biblio/fascinating-landmark-study-of-placebo-surgery-for-knee-osteoarthritis.html. Accessed October 3, 2017.

10. Centers for Disease Control and Prevention. "CDC: 1 in 3 Antibiotic Prescriptions Unnecessary." May 3, 2016; https://www.cdc.gov/media/releases/2016/p0503-unnecessary-prescriptions.html.Accessed September 30, 2017.

11. Irving Kirsch. "Antidepressants and the Placebo Effect." *Zeitschrift für Psychologie* 222.3 (2014): 128–34.

12. Peter C. Gøtzsche. "Antidepressants Increase the Risk of Suicide, Violence, and Homicide at All Ages." *BMJ* 358 (2017): j36n7; https://www.bmj.com/content/358/bmj.j3697/rr-4. Accessed June 10, 2018.

13. "VBAC Birth: Success Rates, Risks, and How to Prepare." Mama Natural; https://www.mamanatural.com/vbac/. Accessed October 7, 2017.

Chapter 1　啤酒一杯，健康相随

1. "Alcohol: Balancing Risks and Benefits." The Nutrition Source, Harvard T. H. Chan School of Public Health; https://www.hsph.harvard.edu/nutritionsource/alcohol-full-story/. Accessed February 10, 2017.

2. Centers for Disease Control and Prevention. "Frequently Asked Questions:Alcohol and Public Health," October 18, 2016; https://www.cdc.gov/alcohol/faqs.htm. Accessed February 11, 2017.

3. "Beer Compound Shows Potent Promise in Prostate Cancer Battle." Oregon State University Newsroom,September 30, 2009; https://today.oregonstate.edu/ archives/2006/may/beer-compound-shows-potent-promise-prostate-cancer-battle. Accessed June 24, 2017.

4. "Compound from Hops Aids Cognitive Function in Young Animals." Oregon State University Newsroom, September 22, 2014; https://today.oregonstate. edu/archives/2014/sep/compound-hops-aids-cognitive-function-young-animals. Accessed June 24, 2017.

5. "Hops Extract Studied to Prevent Breast Cancer." Science Daily, July 11,2016; https://www.sciencedaily.com/releases/2016/07/160711151705.htm. Accessed June 24, 2017.

6. Paolo Boffetta and Lawrence Garfinkel. "Alcohol Drinking and Mortality Among Men Enrolled in an American Cancer Society Prospective Study."*Epidemiology* 1.5 (1990): 342–48.

7. Morten Grønbaek et al. "Changes in Alcohol Intake and Mortality: A Longitudinal Population-Based Study." *Epidemiology* 15.2 (2004): 222–28.

8. Annie Britton, Archana Singh-Manoux, and Michael Marmot. "Alcohol Consumption and Cognitive Function in the Whitehall II Study." *American Journal of Epidemiology* 160.3 (2004): 240–47.

9. Marge Dwyer. "Moderate Alcohol Intake May Decrease Men's Risk for Type2 Diabetes." Harvard T. H. Chan School of Public Health, February 15, 2011; https://www.hsph.harvard.edu/news/features/moderate-alcohol-intake-may-decrease-mens-risk-for-type-2-diabetes/. Accessed February 11, 2017.

10. David Stauth. "Anti-Cancer Compound in Beer Gaining Interest." OregonState University Newsroom, October 25, 2005; https://today. oregonstate.edu/archives/2005/oct/anti-cancer-compound-beer-gaining-interest.

Accessed February 11, 2017.

11. David Stauth. "Xanthohumol in Lab Tests Lowers Cholesterol, BloodSugar, and Weight Gain." Oregon State University, April 18, 2016; https://today. oregonstate.edu/archives/2016/apr/xanthohumol-lab-tests-lowers-cholesterol-blood-sugar-and-weight-gain. Accessed February 11, 2017.

12. Simona Costanzo et al. "Wine, Beer or Spirit Drinking in Relation to Fatal and Non-Fatal Cardiovascular Events: A Meta-Analysis." *European Journal of Epidemiology* 26.11 (2011): 833–50.

13. Chiara Scoccianti et al. "Female Breast Cancer and Alcohol Consumption: A Review of the Literature." *American Journal of Preventive Medicine* 46.3,Suppl. 1 (2014): S16–S25.

14. Shumin Zhang et al. "A Prospective Study of Folate Intake and the Risk of Breast Cancer." *JAMA* 281.17 (1999): 1632–37.

15. Max G. Griswold et al. "Alcohol Use and Burden for 195 Countries and Territories, 1990–2016: A Systematic Analysis for the Global Burden of Disease Study 2016." *The Lancet* 392.10152 (2018): P1015–P1035.

16. David Spiegelhalter. "The Risks of Alcohol (Again)." Winton Centre for Risk and Evidence Communication, August 23, 2018; https://medium.com/wintoncentre/the-risks-of-alcohol-again-2ae8cb006a4a. Accessed September 13, 2018.

17. "Alcohol: Balancing Risks and Benefits." The Nutrition Source, Harvard T. H. Chan School of Public Health; https://www.hsph.harvard.edu/nutritionsource/alcohol-full-story/. Accessed February 12, 2017.

Chapter 2 我有红酒，万事不忧

1. "Alcohol: Balancing Risks and Benefits." The Nutrition Source, HarvardT. H.

Chan School of Public Health; https://www.hsph.harvard.edu/nutritionsource/alcohol-full-story/. Accessed February 10, 2017.

2. Yftach Gepner et al. "Effects of Initiating Moderate Alcohol Intake on Cardiometabolic Risk in Adults with Type 2 Diabetes, a 2-Year Randomized, Controlled Trial." *Annals of Internal Medicine* 163.8 (2015): 569–79.

3. Joseph C. Anderson et al. "Prevalence and Risk of Colorectal Neoplasia in Consumers of Alcohol in a Screening Population."*American Journal of Gastroenterology* 100.9 (2005): 2049–55.

4. Marge Dwyer. "Moderate Alcohol Intake May Decrease Men's Risk for Type 2 Diabetes." Harvard T. H. Chan School of Public Health News, February15, 2011, https://www.hsph.harvard.edu/news/features/moderate-alcohol-intake-may-decrease-mens-risk-for-type-2-diabetes/. Accessed February 11, 2017.

5. Sonia Navarro et al. "Inhaled Resveratrol Treatments Slow Ageing-Related Degenerative Changes in Mouse Lung." *Thorax* 72.5 (2017): thoraxjnl-2016.

6. Joseph A. Baur et al. "Resveratrol Improves Health and Survival of Mice on a High-Calorie Diet." *Nature* 444.7117 (2006): 337–42.

7. R. Corder et al. "Oenology: Red Wine Procyanidins and Vascular Health."*Nature* 444.7119 (2006): 566.

8. Timo E. Strandberg et al. "Alcoholic Beverage Preference, 29-Year Mortality, and Quality of Life in Men in Old Age." *The Journals of Gerontology Series A: Biological Sciences and Medical Sciences* 62.2 (2007): 213–18.

Chapter 3 烈酒入怀，畅叙衷情

1. "Alcohol: Balancing Risks and Benefits." The Nutrition Source, Harvard T. H. Chan School of Public Health; https://www.hsph.harvard.edu/nutritionsource/

alcohol-full-story/.Accessed November 18, 2017.

2. Trevor Thompson et al. "Analgesic Effects of Alcohol: A Systematic Review and Meta-Analysis of Controlled Experimental Studies in Healthy Participants." *Journal of Pain* 18.5 (2017): 499–510.

3. Andrew F. Jarosz, Gregory J. H. Colflesh, and Jennifer Wiley. "Uncorking the Muse: Alcohol Intoxication Facilitates Creative Problem Solving."Consciousness and Cognition 21.1 (2012): 487–93. Benjamin C. Storm and Trisha N. Patel. "Forgetting as a Consequence and Enabler of Creative Thinking." *Journal of Experimental Psychology: Learning, Memory, and Cognition* 40.6 (2014): 1594–1609.

4. Kew-Kim Chew et al. "Alcohol Consumption and Male Erectile Dysfunction: An Unfounded Reputation for Risk?" *Journal of Sexual Medicine* 6.5 (2009): 1386–94.

Chapter 4 闭上双眼，梦会周公

1.Sirimon Reutrakul and Eve Van Cauter. "Interactions Between Sleep, Circadian Function and Glucose Metabolism: Implications for Risk and Severity of Diabetes." *Annals of the New York Academy of Sciences* 1311.1(2014): 151–73.

2. Centers for Disease Control and Prevention. "Sleep and Sleep Disorders—Sleep and Chronic Disease." July 1, 2013; http://www.cdc.gov/sleep/about_sleep/chronic_disease.html. Accessed June 10, 2017.

3. "Researchers Are Studying the Link Between Sleep and Cancer." CancerTreatment Centers of America; https://thecancerspecialist.com/2018/04/10/researchers-are-studying-the-link-between-sleep-and-cancer/. Accessed June 10, 2017.

4. Sanjay R. Patel et al. "Association Between Reduced Sleep and Weight Gain in Women." *American Journal of Epidemiology* 164.10 (2006): 947–54.

5. Sanjay R. Patel and Frank B. Hu. "Short Sleep Duration and Weight Gain:A Systematic Review." *Obesity* 16.3 (2008): 643–53.

6. Earl S. Ford, Timothy J. Cunningham, and Janet B. Croft. "Trends in Self-Reported Sleep Duration Among U.S. Adults from 1985 to 2012." *Sleep* 38.5 (2015): 829–32.

7. Ullrich Wagner et al. "Sleep Inspires Insight." *Nature* 427.6972 (2004):352–55.

8. Sara C. Mednick et al. "The Restorative Effect of Naps on Perceptual Deterioration." *Nature Neuroscience* 5.7 (2002): 677.

9. Kyla L. Wahlstrom et al. "Examining the Impact of Later School Start Times on the Health and Academic Performance of High School Students:A Multi-Site Study." Center for Applied Research and Educational Improvement. St. Paul: University of Minnesota, 2014.

10. "Let Them Sleep: AAP Recommends Delaying Start Times of Middle and High Schools to Combat Teen Sleep Deprivation." American Academy of Pediatrics, August 25, 2014; https://www.aap.org/en-us/about-the-aap/aap-press-room/pages/let-them-sleep-aap-recommends-delaying-start-times-of-middle-and-high-schools-to-combat-teen-sleep-deprivation.aspx.Accessed June 10, 2017.

11."AMA Supports Delayed School Start Times to Improve Adolescent Wellness." American Medical Association, June 14,2016;https://www.ama-assn.org/ama-supports-delayed-school-start-times-improve-adolescent-wellness. Accessed June 10, 2017.

12. Charlotte Graham-McLay. "A 4-Day Workweek? A Test Run Shows a Surprising Result." *New York Times*, July 19, 2018;https://www.nytimes.com/2018/07/19/world/

asia/four-day-workweek-new-zealand.html.Accessed July 22, 2018.

13. Ben Carter et al. "Association Between Portable Screen-Based Media Device Access or Use and Sleep Outcomes: A Systematic Review and Meta-Analysis." *JAMA Pediatrics* 170.12 (2016): 1202–208.

14. Mohamed Boubekri et al. "Impact of Windows and Daylight Exposure on Overall Health and Sleep Quality of Office Workers: A Case-Control Pilot Study." *Journal of Clinical Sleep Medicine* 10.6 (2014): 603–11.

Chapter 5 男欢女爱，人之常情

1. Josephine Brouard. "7 Unexpected Health Benefits You Get from Sex." *Reader's Digest, ND*; https://www.rd.com/advice/relationships/7-unexpected-health-benefits-you-get-from-sex/. Accessed November 11, 2017.

2. Susan A. Hall et al. "Sexual Activity, Erectile Dysfunction, and Incident Cardiovascular Events." *American Journal of Cardiology* 105.2 (2010):192–97.

3. George Davey Smith, Stephen Frankel, and John Yarnell. "Sex and Death:Are They Related? Findings from the Caerphilly Cohort Study." *BMJ* 315.7123 (1997): 1641–44.

4. Stuart Brody. "Blood Pressure Reactivity to Stress Is Better for People Who Recently Had Penile-Vaginal Intercourse Than for People Who Had Other or No Sexual Activity." *Biological Psychology* 71.2 (2006):214–22.

5. Julie Frappier et al. "Energy Expenditure During Sexual Activity in Young Healthy Couples." *PLOS One* 8.10 (2013): e79342.

6. Carl J. Charnetski and Francis X. Brennan. "Sexual Frequency and Salivary Immunoglobulin A (IgA)." *Psychological Reports* 94.3 (2004): 839–44.

7. Anke Hambach et al. "The Impact of Sexual Activity on Idiopathic

Headaches: An Observational Study." *Cephalalgia* 33.6 (2013): 384–89.

8. David G. Blanchflower and Andrew J. Oswald. "Money, Sex and Happiness: An Empirical Study." *Scandinavian Journal of Economics* 106.3 (2004):393–415.

9. Daniel Kahneman et al. "Toward National Well-Being Accounts." *American Economic Review* 94.2 (2004): 429–34.

10. George Loewenstein et al. "Does Increased Sexual Frequency Enhance Happiness?" *Journal of Economic Behavior & Organization* 116 (2015): 206–18.

11. Andrea Downey. "Being Single Could Kill: Scientists Discover Lonely People Are '50% More Likely to Die Young.'" *The Sun* (UK), August 7, 2017; https://www.thesun.co.uk/living/4188309/being-single-could-kill-lonely-people-50-more-likely-to-die-young/. Accessed September 16, 2017.

12. "So Lonely I Could Die." American Psychological Association, August 5,2017; http://www.apa.org/news/press/releases/2017/08/lonely-die.aspx. Accessed September 16, 2017.

13. "Marriage and Men's Health." *Harvard Men's Health Watch*, July 1, 2010; https://www.health.harvard.edu/newsletter_article/marriage-and-mens-health. Accessed September 21, 2017.

Chapter 6 手捧咖啡，暖意浓浓

1. Ming Ding et al. "Long-Term Coffee Consumption and Risk of Cardiovascular Disease: A Systematic Review and a Dose-Response Meta-Analysis of Prospective Cohort Studies." *Circulation* 129.6 (2014): 643–59.

2. Susanna C. Larsson and Nicola Orsini. "Coffee Consumption and Risk of Stroke: A Dose-Response Meta-Analysis of Prospective Studies." *American Journal of Epidemiology* 174.9 (2011): 993–1001.

3. Chang-Hae Park et al. "Coffee Consumption and Risk of Prostate Cancer:A Meta-Analysis of Epidemiological Studies." *BJU International* 106.6(2010): 762–69.

4. Susanna C. Larsson and Alicja Wolk. "Coffee Consumption and Risk of Liver Cancer: A Meta-Analysis." *Gastroenterology* 132.5 (2007):1740–45.

5. Marc J. Gunter et al. "Coffee Drinking and Mortality in 10 European Countries: A Multinational Cohort Study." *Annals of Internal Medicine* 167.4 (2017): 236–47.

6. Jacob Schor. "Coffee and Hypertension." *Natural Medicine Journal* 9.5 (2017); https://www.naturalmedicinejournal.com/journal/2017-05/coffee-and-hypertension. Accessed November 5, 2017.

7. "IARC Monographs Evaluate Drinking Coffee, Maté, and Very Hot Beverages." International Agency for Research on Cancer, World Health Organization, June 15, 2016; https://www.iarc.fr/en/media-centre/pr/2016/pdfs/pr244_E.pdf. Accessed November 5, 2017.

Chapter 7 浓情可可，爱意洋溢

1. Chun Shing Kwok et al. "Habitual Chocolate Consumption and Risk of Cardiovascular Disease Among Healthy Men and Women." *Heart* 101.16(2015): 1279–87.

2. Susanna C. Larsson et al. "Chocolate Consumption and Risk of Myocardial Infarction: A Prospective Study and Meta-Analysis." *Heart* 102 (2016):1017–22.

3. Brian Buijsse et al. "Chocolate Consumption in Relation to Blood Pressure and Risk of Cardiovascular Disease in German Adults." *European Heart Journal* 31.13 (2010): 1616–23.

4. Alfonso Moreira et al. "Chocolate Consumption Is Associated with a Lower Risk of Cognitive Decline." *Journal of Alzheimer's Disease* 53.1(2016): 85–93.

5. "Dietary Flavanols Reverse Age-Related Memory Decline."Columbia University Irving Medical Center, October 26, 2014; http://newsroom.cumc.columbia.edu/blog/2014/10/26/flavanols-memory-decline/. Accessed March 11, 2017.

6. Stephen J. Crozier et al. "Cacao Seeds Are a 'Super Fruit': A Comparative Analysis of Various Fruit Powders and Products."*Chemistry Central Journal* 5 (2011): 5. Accessed May 2, 2017.

7. Rafael Franco, Ainhoa Oñatibia-Astibia, and Eva Martínez-Pinilla."Health Benefits of Methylxanthines in Cacao and Chocolate." *Nutrients*5.10 (2013): 4159–73.

Chapter 8 甜美滋味，欲罢不能

1. Emmanouil Apostolidis et al. "In Vitro Evaluation of Phenolic-Enriched Maple Syrup Extracts for Inhibition of Carbohydrate Hydrolyzing Enzymes Relevant to Type 2 Diabetes Management." *Journal of Functional Foods* 3.2 (2011): 100–106; "Maple Syrup's Health Benefits—Unique Antioxidants." Health Impact News, September 29, 2018: http://healthim pactnews.com/2013/maple-syrups-health-benefits-unique-antioxidants/. Accessed May 21, 2017.

2. Natalie O'Neill. "Maple Syrup Isn't Just Delicious, It Also Could Cure Alzheimer's Disease." *New York Post*, March 14, 2016; http://nypost.com/2016/03/14/maple-syrup-isnt-just-delicious-it-also-could-cure-alzheimers-disease/. Accessed May 21, 2017.

3. Tricia M. Nemoseck et al. "Honey Promotes Lower Weight Gain, Adiposity, and Triglycerides Than Sucrose in Rats." *Nutrition Research* 31.1 (2011):55–60.

4. D. Enette Larson-Meyer et al. "Effect of Honey Versus Sucrose on Appetite, Appetite-Regulating Hormones, and Postmeal Thermogenesis." *Journal of the American College of Nutrition* 29.5 (2010): 482–93.

5. Zamzil Amin Asha'ari et al. "Ingestion of Honey Improves the Symptoms of Allergic Rhinitis: Evidence from a Randomized Placebo-Controlled Trial in the East Coast of Peninsular Malaysia." *Annals of Saudi Medicine* 33.5 (2013): 469–75.

6. Manisha Deb Mandal and Shyamapada Mandal. "Honey: Its Medicinal Property and Antibacterial Activity." *Asian Pacific Journal of Tropical Biomedicine* 1.2 (2011): 154–60.

7. Rui Wang et al. "Honey's Ability to Counter Bacterial Infections Arises from Both Bactericidal Compounds and QS Inhibition." *Frontiers in Microbiology* 3 (2012): 144.

8. Sharon P. Fowler et al. "Fueling the Obesity Epidemic? Artificially Sweetened Beverage Use and Long-Term Weight Gain." *Obesity* 16.8 (2008):1894–1900.

9. Sharon P. Fowler, Ken Williams, and Helen P. Hazuda. "Diet Soda Intake Is Associated with Long-Term Increases in Waist Circumference in a Biethnic Cohort of Older Adults: The San Antonio Longitudinal Study of Aging." *Journal of the American Geriatrics Society* 63.4 (2015): 708–15.

10. "Can an Ice Cream Diet Be Good for You?" ABC News; https://abcnews. go.com/GMA/story?id=125912&page=1. Accessed November 12, 2017.

Chapter 9 汁香肉肥，不必介怀

1. Frank B. Hu, JoAnn E. Manson, and Walter C. Willett. "Types of Dietary Fat and Risk of Coronary Heart Disease: A Critical Review." *Journal of the American College of Nutrition* 20.1 (2001): 5–19.

2. Nicholas Bakalar. "New Study Favors Fat over Carbs." *New York Times*,September 8, 2017; https://www.nytimes.com/2017/09/08/well/new-study-favors-fat-over-carbs.html?mcubz=0. Accessed September 9, 2017.

3. Mahshid Dehghan et al. "Associations of Fats and Carbohydrate Intake with Cardiovascular Disease and Mortality in 18 Countries from Five Continents (PURE): A Prospective Cohort Study." *The Lancet* 390.10107(2017): 2050–62.

4. "Fats and Cholesterol." The Nutrition Source, Harvard T. H. Chan School of Public Health; https://www.hsph.harvard.edu/nutritionsource/what-should-you-eat/fats-and-cholesterol/. Accessed April 30, 2017.

5. Christopher Ingraham. "The Average American Woman Now Weighs as Much as the Average 1960s Man." *Washington Post*, June 12, 2015; https://www.washingtonpost.com/news/wonk/wp/2015/06/12/look-at-how-much-weight-weve-gained-since-the-1960s/. Accessed September 9, 2017.

6. "Healthy Dietary Styles." The Nutrition Source, Harvard T. H. Chan School of Public Health; https://www.hsph.harvard.edu/nutritionsource/healthy-dietary-styles/. Accessed April 30, 2017.

7. Susanne Rautiainen et al. "Dairy Consumption in Association with Weight Change and Risk of Becoming Overweight or Obese in Middle-Aged and Older Women: A Prospective Cohort Study." *American Journal of Clinical Nutrition* 103.4 (2016): 979–88.

8. Mohammad Y. Yakoob et al. "Circulating Biomarkers of Dairy Fat and Risk of Incident Diabetes Mellitus Among U.S. Men and Women in Two Large Prospective Cohorts." *Circulation* 133.17 (2016): 1645–54.

9. Georg Loss et al. "The Protective Effect of Farm Milk Consumption on Childhood Asthma and Atopy: The GABRIELA Study." *Journal of Allergy and Clinical Immunology* 128.4 (2011): 766–73.

10. Mark Holbreich et al. "Amish Children Living in Northern Indiana Have a Very Low Prevalence of Allergic Sensitization." *Journal of Allergy and Clinical Immunology* 129.6 (2012): 1671–73.

11. Michael Pollan. *In Defense of Food.* New York: Penguin, 2010, Kindle Edition.

12. Cristin E. Kearns, Laura A. Schmidt, and Stanton A. Glantz. "Sugar Industry and Coronary Heart Disease Research: A Historical Analysis of Internal Industry Documents." *JAMA Internal Medicine* 176.11 (2016): 1680–85.

Chapter 10 香甜面包，你我同享

1. Benjamin Lebwohl et al. "Long-Term Gluten Consumption in Adults Without Celiac Disease and Risk of Coronary Heart Disease: Prospective Cohort Study." *BMJ* 357 (2017): j1892.

2.Dagfinn Aune et al. "Whole Grain Consumption and Risk of Cardiovascular Disease, Cancer, and All Cause and Cause Specific Mortality: Systematic Review and Dose-Response Meta-Analysis of Prospective Studies." *BMJ* 353 (2016): i2716.

3. Geng Zong et al. "Whole Grain Intake and Mortality from All Causes,Cardiovascular Disease, and Cancer: A Meta-Analysis of Prospective Cohort Studies." *Circulation* 133.24 (2016): 2370–80.

4. Joelle David. "Turns Out Eating Potatoes and Pasta Isn't Bad After All: Study."*New York Post*, May 9, 2018; https://nypost.com/2018/05/09/turns-out-eating-potatoes-and-pasta-isnt-bad-after-all-study/. Accessed June 4, 2018.

5. Ferris Jabra. "Bread Is Broken." *New York Times*, October 29, 2015; https://www.nytimes.com/2015/11/01/magazine/bread-is-broken.html. Accessed July 22, 2017.

6. Jessica R. Biesiekierski et al. "Gluten Causes Gastrointestinal Symptoms in Subjects Without Celiac Disease: A Double-Blind Randomized Placebo-Controlled Trial." *American Journal of Gastroenterology* 106.3 (2011): 508–14.

7. Jessica R. Biesiekierski et al. "No Effects of Gluten in Patients with Self Reported Non-Celiac Gluten Sensitivity After Dietary Reduction of Fermentable, Poorly Absorbed, Short-Chain Carbohydrates." *Gastroenterology* 145.2 (2013): 320–28.

8. Julia Moskin. "Rye, a Grain with Ancient Roots, Is Rising Again." *New York Times*, January 10, 2017; https://www.nytimes.com/2017/01/10/dining/rye-grain-bread.html. Accessed August 3, 2017.

Chapter 11 早餐丰盛，一日保障

1. Hana Kahleova et al. "Meal Frequency and Timing Are Associated with Changes in Body Mass Index in Adventist Health Study 2." *Journal of Nutrition* 147.9 (2017): 1722–28.

2. Daniela Jakubowicz et al. "High Caloric Intake at Breakfast vs. Dinner Differentially Influences Weight Loss of Overweight and Obese Women." Obesity 21.12 (2013): 2504–12.

3. Roni Caryn Rabin. "The Case for a Breakfast Feast." *New York Times*, August 21, 2017; https://www.nytimes.com/2017/08/21/well/eat/the-case-for-a-breakfast-feast.html. Accessed October 10, 2017.

4. Megumi Hatori et al. "Time-Restricted Feeding Without Reducing Caloric Intake Prevents Metabolic Diseases in Mice Fed a High-Fat Diet." *Cell Metabolism* 15.6 (2012): 848–60.

5. "Skipping Breakfast Associated with Hardening of the Arteries." American College of Cardiology, October 2, 2017; http://www.acc.org/about-acc/press-

releases/2017/10/02/13/56/skipping-breakfast-associated-with-hardening-of-the-arteries. Accessed June 3, 2018. Irina Uzhova et al. "The Importance of Breakfast in Atherosclerosis Disease: Insights from the PESA Study." *Journal of the American College of Cardiology* 70.15 (2017): 1833–42.

6. "Meal Planning, Timing, May Impact Heart Health." American Heart Association Scientific Statement, January 30, 2017; http://newsroom.heart.org/news/meal-planning-timing-may-impact-heart-health. Accessed October 10, 2017.

7. Alison Fildes et al. "Probability of an Obese Person Attaining Normal Body Weight: Cohort Study Using Electronic Health Records." *American Journal of Public Health* 105.9 (2015): e54–e59.

8. Shoaib Afzal et al. "Change in Body Mass Index Associated with Lowest Mortality in Denmark, 1976–2013." *JAMA* 315.18 (2016): 1989–96.

9. A. J. Tomiyama et al. "Misclassification of Cardiometabolic Health When Using Body Mass Index Categories in NHANES 2005–2012." *International Journal of Obesity* 40.5 (2016): 883–86.

10. David K. Li. "Crash Dieting Might Actually Make You Gain Weight."*New York Post*, April 10, 2018; https://nypost.com/2018/04/10/crash-dieting-might-actually-make-you-gain-weight/. Accessed June 4, 2018.

11. Dariush Mozaffarian et al. "Changes in Diet and Lifestyle and Long-Term Weight Gain in Women and Men." *New England Journal of Medicine* 364.25 (2011): 2392–404.

12. "The 90+ Study." UCI Mind; http://www.mind.uci.edu/research-studies/90plus-study/. Accessed June 4, 2018.

13. Ramón Estruch et al. "Primary Prevention of Cardiovascular Disease with a Mediterranean Diet." *New England Journal of Medicine* 368.14 (2013):1279–90.

Chapter 12 锻炼虽好，不可过度

1. Miranda E. G. Armstrong et al. "Frequent Physical Activity May Not Reduce Vascular Disease Risk as Much as Moderate Activity: Large Prospective Study of UK Women." *Circulation* 131.8 (2015): CirculationAHA.114.010296.

2. Charles E. Matthews et al. "Use of Time and Energy on Exercise, Prolonged TV Viewing, and Work Days." *American Journal of Preventive Medicine* 55.3(2018): e61–e69.

3. Peter Schnohr et al. "Dose of Jogging and Long-Term Mortality: The Copenhagen City Heart Study." *Journal of the American College of Cardiology* 65.5 (2015): 411–19.

4. Alice Park. "When Exercise Does More Harm Than Good." *Time*, February 2, 2015; http://time.com/3692668/when-exercise-does-more-harm-than-good/. Accessed November 5, 2017.

5. Jenna B. Gillen et al. "Three Minutes of All-Out Intermittent Exercise per Week Increases Skeletal Muscle Oxidative Capacity and Improves Cardiometabolic Health." PLOS One 9.11 (2014): e111489.

6. Keith M. Diaz et al. "Patterns of Sedentary Behavior and Mortality in U.S.Middle-Aged and Older Adults: A National Cohort Study." *Annals of Internal Medicine* 167.7 (2017): 465–75.

7. "Science Agrees: Nature Is Good for You." Association of Nature and Forest Therapy Guides and Programs; http://www.natureandforesttherapy.org/the-science.html. Accessed November 5, 2017.

8. Bruce Neal. "Fat Chance for Physical Activity." *Population Health Metrics* 11.1 (2013): 9.

9. Aseem Malhotra. "Take Off That Fitbit: Exercise Alone Won't Make You

Lose Weight." *Washington Post*, May 15, 2015; https://www.washingtonpost. com/posteverything/wp/2015/05/15/take-off-that-fitbit-exercise-alone-wont-make-you-lose-weight/. Accessed November 5, 2017.

10. Joene Hendry. "Sitting Too Long May Be Dangerous for Young Infants."Reuters, May 13, 2008; https://www.reuters.com/article/us-sitting-infants/sitting-too-long-may-be-dangerus-for-young-infants-idUSKEN37119120080513. Accessed September 17, 2018.

Chapter 13 拥抱阳光，生活真谛

1. Robyn M. Lucas et al. "Estimating the Global Disease Burden Due to Ultraviolet Radiation Exposure." *International Journal of Epidemiology* 37.3(2008): 654–67.

2. P. G. Lindqvist et al. "Avoidance of Sun Exposure as a Risk Factor for Major Causes of Death: A Competing Risk Analysis of the Melanomain Southern Sweden Cohort." *Journal of Internal Medicine* 280.4 (2016):375–87.

3. Centers for Disease Control and Prevention. "Skin Cancer—Sun Safety."https://www.cdc.gov/cancer/skin/basic_info/sun-safety.htm. Accessed July 3, 2017.

4. Rathish Nair and Arun Maseeh. "Vitamin D: The 'Sunshine' Vitamin."*Journal of Pharmacology & Pharmacotherapeutics* 3.2 (2012): 118–26.

5. Trude Eid Robsahm et al. "Vitamin D_3 from Sunlight May Improve the Prognosis of Breast, Colon and Prostate Cancer (Norway)." *Cancer Causes and Control* 15.2 (2004): 149–58.

6. Thieu X. Phan et al. "Intrinsic Photosensitivity Enhances Motility of T Lymphocytes." *Scientific Reports* 6 (2016): 39479.

7. Mohamed Boubekri et al. "Impact of Windows and Daylight Exposure on Overall Health and Sleep Quality of Office Workers: A Case-Control Pilot Study." *Journal of Clinical Sleep Medicine* 10.6 (2014): 603–11.

8. Jaymi Heimbuch. "How Watching Sunrise or Sunset Can Improve Your Health." MNN.com19, November 19, 2015; https://www.mnn.com/health/fitness-well-being/blogs/how-watching-sunrise-or-sunset-can-improve-your-health. Accessed June 4, 2018.

Chapter 14 发酵食品，健康秘宝

1. Maria L. Marco et al. "Health Benefits of Fermented Foods:Microbiota and Beyond." *Current Opinion in Biotechnology* 44 (2017): 94–102.

2. Eva M. Selhub, Alan C. Logan, and Alison C. Bested. "Fermented Foods, Microbiota, and Mental Health: Ancient Practice Meets Nutritional Psychiatry." *Journal of Physiological Anthropology* 33.1 (2014): 2.

3. Felice N. Jacka et al. "Association of Western and Traditional Diets with Depression and Anxiety in Women." *American Journal of Psychiatry* 167.3(2010): 305–11.

4. Almundena Sánchez-Villegas et al. "Association of the Mediterranean Dietary Pattern with the Incidence of Depression: The Seguimiento Universidad de Navarra/University of Navarra Follow-up (SUN) Cohort."*Archives of General Psychiatry* 66.10 (2009): 1090–98.

Chapter 15 母乳喂养，茁壮宝宝

1. Jill Krasny. "Nestle's Infant Formula Scandal." *Business Insider,* June 25,2012; http://www.businessinsider.com/nestles-infant-formula-

scandal-2012-6. Accessed October 12, 2017.

2. Edward Baer. "Babies Means Business." *New Internationalist*, April 1, 1982;https://newint.org/features/1982/04/01/babies. Accessed October 12, 2017.

3. Centers for Disease Control and Prevention. "Breastfeeding: Frequently Asked Questions (FAQs)." June 16, 2015; https://www.cdc.gov/breastfeeding/faq/.Accessed September 26, 2017.

4. Mandy Oaklander. "Breastfeeding Linked to a Lower Risk of Cancer in Kids." *Time*, June 1, 2015; http://time.com/3901565/breastfeeding-childhood-cancer-leukemia/. Accessed October 7, 2017.

5. Joanna S. Hawkes, Mark A. Neumann, and Robert A. Gibson. "The Effect of Breast Feeding on Lymphocyte Subpopulations in Healthy Term Infants at 6 Months of Age." *Pediatric Research* 45.5 Pt 1 (1999): 648–51.

6. Jack Gilbert and Rob Knight. Dirt Is Good: *The Advantage of Germs for Your Child's Developing Immune System*. New York: St. Martin's Press, 2017, Kindle Edition.

7. American Institute for Cancer Research. "Diet, Nutrition, Physical Activity and Breast Cancer 2017." Revised 2018; http://www.aicr.org/continuous-update-project/reports/breast-cancer-report-2017.pdf?_ga=2.161086461.1517247984.1538262749-112444945.1538262748.Accessed October 3, 2018.

8. Susannah Brown. "Can Breastfeeding Help Prevent Breast Cancer?" World Cancer Research Fund International, July 31, 2017; http://www.wcrf.org/int/blog/articles/2017/07/can-breastfeeding-help-prevent-breast-cancer. Accessed October 3, 2017.

9. Efrat L. Amitay and Lital Keinan-Boker. "Breastfeeding and Childhood Leukemia Incidence: A Meta-Analysis and Systematic Review." JAMA

Pediatrics 169.6 (2015): e151025.

10. Brown, "Can Breastfeeding Help Prevent Breast Cancer?"

11. Centers for Disease Control and Prevention. "Breast-Feeding Rates Continue to Rise." CDC Online Newsroom, August 22, 2016; https://www.cdc.gov/media/releases/2016/p0822-breast-feeding-rates.html. Accessed September 26, 2017.

12. World Health Organization. "Breastfeeding." http://www.who.int/nutrition/topics/exclusive_breast-feeding/en/. Accessed October 7, 2017.

13. L. Bricker, N. Medley, and J. J. Pratt. "Routine Ultrasound in Late Pregnancy (After 24 Weeks' Gestation)." Cochrane Database of Systematic Reviews 6 (2015): Art. No. CD001451. DOI: 10.1002/14651858.CD001451. pub4.J. Tieu et al. "Screening for Gestational Diabetes Mellitus Based on Different Risk Profiles and Settings for Improving Maternal and Infant Health." *Cochrane Database of Systematic Reviews* 8 (2017): Art. No.CD007222. DOI: 10.1002/14651858.CD007222.pub4.

Chapter 16 不避尘土，增强免疫

1. Michelle M. Stein et al. "Innate Immunity and Asthma Risk in Amish and Hutterite Farm Children." *New England Journal of Medicine* 375.5 (2016):411–21.

2. Markus J. Ege et al. "Exposure to Environmental Microorganisms and Childhood Asthma." *New England Journal of Medicine* 364.8 (2011):701–709.

3. Stephanie J. Lynch, Malcolm R. Sears, and Robert J. Hancox."Thumb Sucking, Nail-Biting, and Atopic Sensitization, Asthma, and Hay Fever." *Pediatrics* (2016): e20160443.

4. Matthew T. Walker et al. "Mechanism for Initiation of Food Allergy: Dependence

on Skin Barrier Mutations and Environmental Allergen Costimulation." *Journal of Allergy and Clinical Immunology* 141.5 (2018): 1711–25.

5. Albert Barberán et al. "The Ecology of Microscopic Life in Household Dust." *Proceedings of the Royal Society B*: Biological Sciences 282.1814 (2015).

6. Jack Gilbert and Rob Knight. Dirt Is Good: *The Advantage of Germs for Your Child's Developing Immune System. New York*: St. Martin's Press, 2017, Kindle Edition.

7. Bill Hesselmar, Anna Hicke-Roberts, and Göran Wennergren."Allergy in Children in Hand Versus Machine Dishwashing." *Pediatrics* 135.3 (2015):e590–e597.

8. Justin Sonnenburg and Erica Sonnenburg. *The Good Gut: Taking Control of Your Weight, Your Mood, and Your Long-Term Health.* New York: Penguin, 2015, Kindle Edition.

9. "ACI Statement on FDA Consumer Rule on Antibacterial Soaps." American Cleaning Institute, September 2, 2016; http://www.cleaninginstitute.org/aci_statement_on_fda_consumer_rule_on_antibacterial_soaps/.Accessed October 14, 2017.

10. Helena Helmby. "Human Helminth Therapy to Treat Inflammatory Disorders—Where Do We Stand?" *BMC Immunology* 16.1 (2015): 12.

11. "Fecal Transplantation (Bacteriotherapy)." Johns Hopkins Medicine, Gastroenterology and Hepatology; http://www.hopkinsmedicine.org/gastroenterology_hepatology/clinical_services/advanced_endoscopy/fecal_transplantation.html. Accessed October 21, 2017.

Chapter 17 幸福快乐，吾心所向

1. Norman Cousins. *Anatomy of an Illness as Perceived by the Patient:*

Reflections on Healing and Regeneration. New York: Open Road Media, 2016, Kindle Edition.

2. Alia J. Crum and Ellen J. Langer. "Mind-Set Matters: Exercise and the Placebo Effect." *Psychological Science* 18.2 (2007): 165–71.

3. Laura M. Hsu, Jaewoo Chung, and Ellen J. Langer. "The Influence of Age Related Cues on Health and Longevity." *Perspectives on Psychological Science* 5.6 (2010): 632–48.

4. Bruce Grierson. "What if Age Is Nothing but a Mind-Set?" *New York Times,* October 22, 2014; https://www.nytimes.com/2014/10/26/magazine/what-if-age-is-nothing-but-a-mind-set.html.Accessed October 24, 2017.

5. "Is Broken Heart Syndrome Real?" American Heart Association, April 18, 2016; http://www.heart.org/en/health-topics/cardiomyopathy/what-is-cardiomyopathy-in-adults/is-broken-heart-syndrome-real. Accessed October 22, 2017.

6. "So Lonely I Could Die." American Psychological Association, August 5, 2017; http://www.apa.org/news/press/releases/2017/08/lonely-die.aspx. Accessed September 16, 2017.

7. Joshua Wolf Shenk. "What Makes Us Happy?" *The Atlantic*, June 2009; https://www.theatlantic.com/magazine/archive/2009/06/what-makes-us-happy/307439/. Accessed October 22, 2017.

8. Stacey Colino. "The Health Benefits of Hugging." *U.S. News & World Report*, February 3, 2016;https://health.usnews.com/health-news/health-wellness/articles/2016-02-03/the-health-benefits-of-hugging. Accessed October 30, 2017.

9. Adam Piore. "What Technology Can't Change About Happiness." *Nautilus*, September 17, 2015; http://nautil.us/issue/28/2050/what-technology-cant-change-about-happiness. Accessed October 22, 2017.

10. Michael Winnick. "Putting a Finger on Our Phone Obsession." dscout, June 16, 2016; https://blog.dscout.com/mobile-touches. Accessed October 22, 2017.

11. "Health Experts Recommend Standing Up at Desk, Leaving Office, Never Coming Back." *The Onion*,February6,2015;https://www.theonion.com/health-experts-recommend-standing-up-at-desk-leaving-o-1819577456.Accessed June 4, 2018.

12. Ben Steverman. "Retirement in America: We're Working Longer, Getting Sicker, and Dying Sooner."*Boston Globe*, October 23, 2017; https://www.bostonglobe.com/business/2017/10/23/retirement-america-working-longer-getting-sicker-and-dying-sooner/Onmy9PBfWx0x3WP4fjsTKP/story.html. Accessed October 24, 2017.

13. Bette Liu et al. "Does Happiness Itself Directly Affect Mortality? The Prospective U.K. Million Women Study." *The Lancet* 387.10021 (2016):874–81.

14. Raeleen D'Agostino Mautner. *Living La Dolce Vita: Bring the Passion, Laughter, and Serenity of Italy into Your Daily Life*. Napierville, IL: Sourcebooks, 2003, p. xxiii.

后记

1. "World's Oldest Man Israel Kristal, a Holocaust Survivor, Dies at 113 in Israel." New York *Daily News*, August 11, 2017; http://www.nydailynews.com/news/world/world-oldest-man-yisrael-kristal-dies-113-article-1.3403895. Accessed October 29, 2017.